中医师告诉你：这样控压最有效

杨 力 主编

化学工业出版社
·北京·

本书告诉大家高血压的中医分型以及辨证调治方法，着重介绍具有降压特效的食疗、茶疗、中医理疗方法，比如按摩、艾灸、贴敷、药枕等，同时介绍一些有效控压、稳定降压的运动处方，以及一些让人心平气和、保持血压稳定的情志调畅法，并主张顺应气候变化，调阴和阳降血压。不仅为高血压患者制订了日常调理方案，也为高血压患者提供了防治高血压并发症的中医调养法。

本书适合高血压患者及其家属阅读，也可作为基层医师、医学生等的参考。

图书在版编目（CIP）数据

中医师告诉你：这样控压最有效 / 杨力主编 .—北京：化学工业出版社 2017.1
ISBN 978-7-122-28340-5

Ⅰ. ①中… Ⅱ. ①杨… Ⅲ. ①高血压－中医理疗 Ⅳ. ① R259.441

中国版本图书馆 CIP 数据核字（2016）第 253512 号

责任编辑：张　蕾　　　　责任校对：王　静

出版发行：化学工业出版社（北京市东城区青年湖南街13号 邮政编码100011）
印　　装：北京方嘉彩色印刷有限责任公司
710mm×1000mm　1/16　印张$13\frac{3}{4}$　字数250千字　2017年4月北京第1版第1次印刷

购书咨询：010-64518888（传真：010-64519686）　售后服务：010-64518899
网　　址：http://www.cip.com.cn
凡购买本书，如有缺损质量问题，本社销售中心负责调换。

定　　价：49.80元

前 言

中国现有高血压患者达2.7亿，根据近年来高血压发病的年轻化趋势，从现在算起，预计不出10年，中国将有近一半的人被高血压所困扰。高血压被称为危害居民健康和生命的“无声杀手”，在中国，每10秒钟就有1人死于心脑血管疾病，而高血压是引发心脑血管疾病主要的危险因素。与正常人相比，高血压患者脑卒中（中风）发病危险增加56%，冠心病危险增加44%。可见，控制好血压，便能减少心脑血管病的发生。

然而，我国高血压的防控却差强人意，高血压的知晓率约为46%，治疗率41%，控制率14%，以上“三率”较低的原因之一就是患者不能正确知晓自己的血压水平。因此，高血压的群防群治要从“知晓你的血压”开始，如果大家对高血压的认识多一点，就能有助于高血压的治疗和控制。

那么，该如何了解血压、面对血压、控制血压呢？《中医师告诉你：这样控压最有效》一书从十个方面全面深入地进行解析，告诉读者最基本的高血压常识。从中医辨证的角度对症调治高血压，以“药食同源”理论调配出特效降压食疗方，根据中草药性味调配出特效降压中药茶饮。同时以方便实际操作的中医外治法控制血压，选择愉悦健康的运动项目以稳定血压，保持心平气和的情绪以调理血压，顺应气候变化调阴阳降血压，有针对性地根据不同的高血压人群实施对应的日常调理方案。根据可能出现的高血压并发症采取防治性的中医调养法，通过重重措施与手段，争取将血压控制在正常范围内，或者尽可能地将高血压数值拉低。

关于高血压您需要知道的、能做到的书中都有讲述；本书专门针对高血压的调理法，配上了简单的操作示意图，图文并茂、简单易学、操作方便，让你不用去医院就能轻松缓解高血压。本书力求用精致的版式、生动的插画、易懂的文字，以图文并茂的方式向读者展示高血压其实是个可以攻克的疾病。希望本书能指导高血压患者改善疾病，延缓并发症的发生，让高血压患者重拾健康！

编 者

2016年10月

目　录

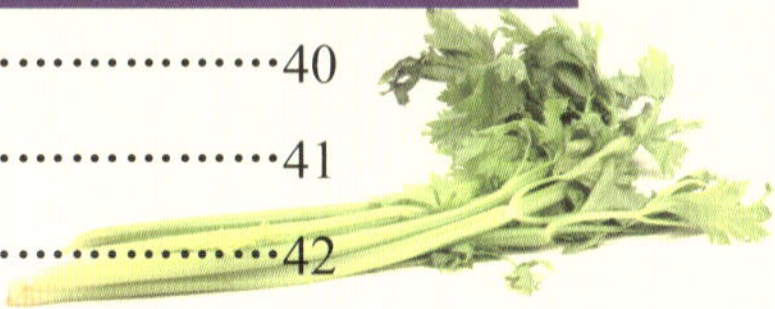

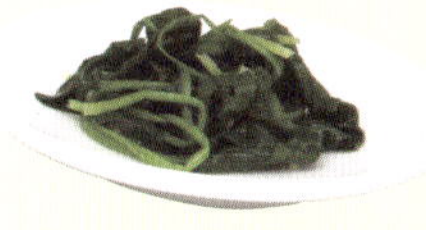

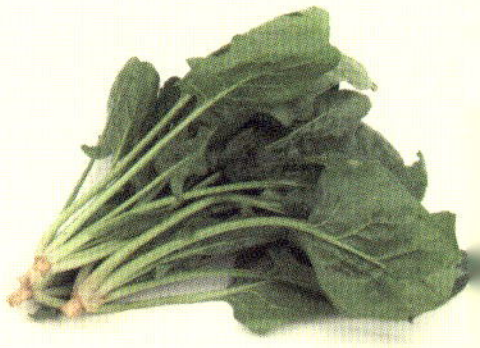

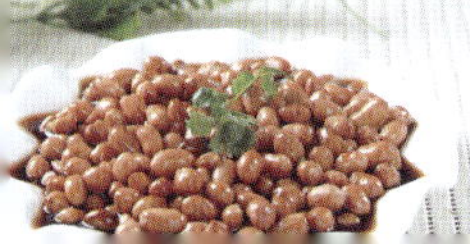
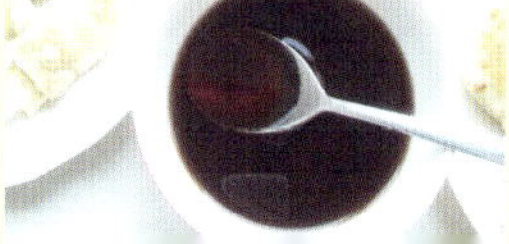
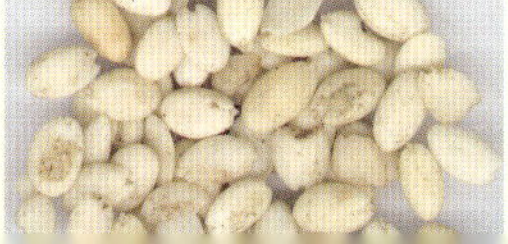
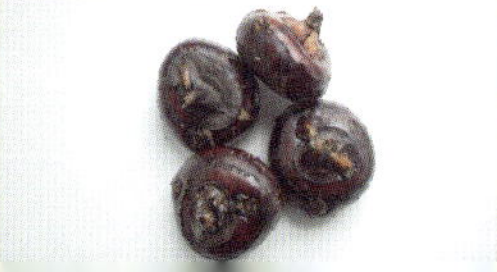
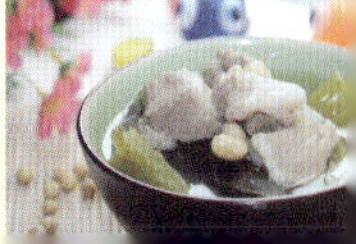

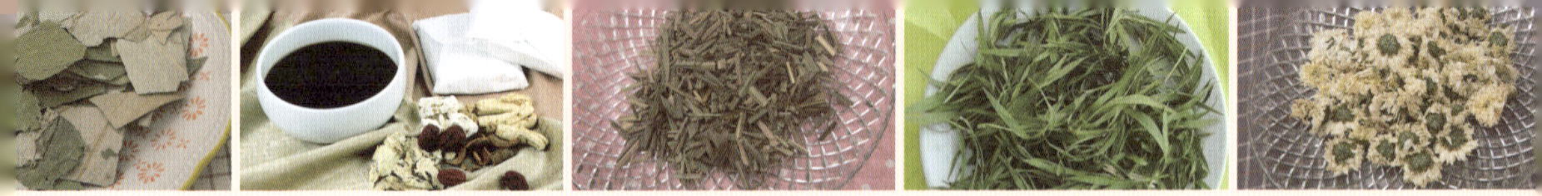

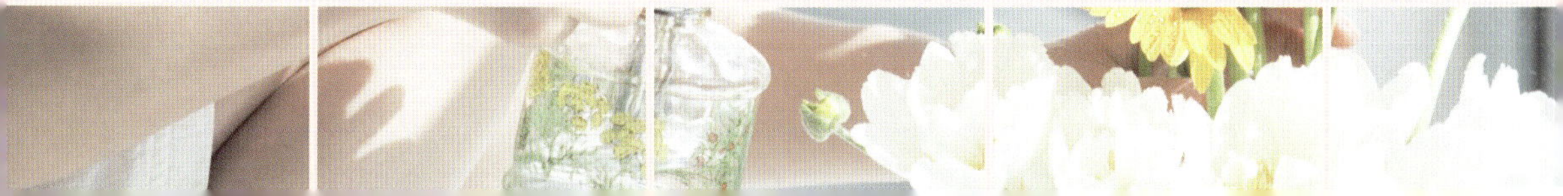

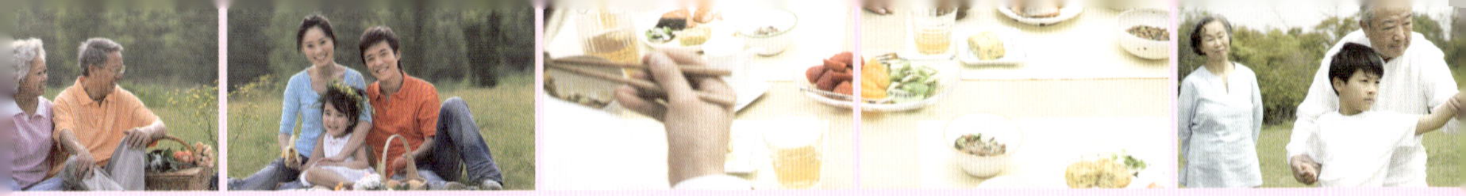

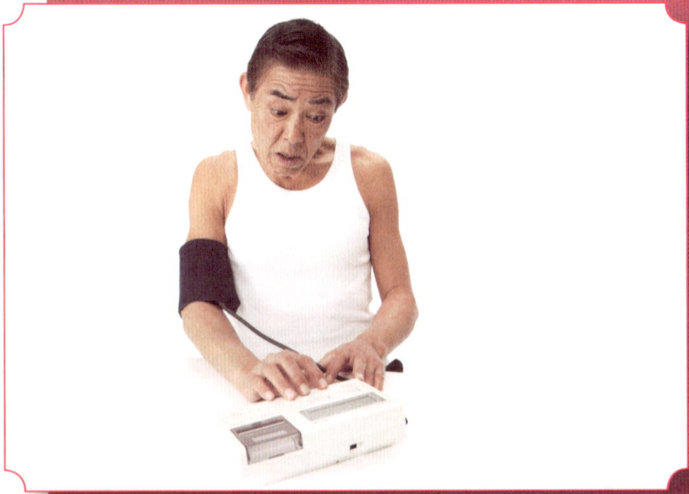

第一章
需要知道的高血压保健常识

- 了解高血压的基本常识，正确掌握血压的测量方法以及测量时间
- 掌握高血压的诊断标准，认识高血压的分类、分期
- 了解高血压的常见症状、主要危害
- 掌握并实施高血压日常护理的主要内容

有关高血压的基本常识

什么是血压

血压即血液对动脉壁的压力。

◆当心脏收缩时，血液从心室流入动脉，此时血液对动脉的压力最高，称为收缩压（SBP），也叫“高压”。

◆当心脏舒张时，心肌松弛，心室射血停止，动脉血管弹性回缩，血液仍慢慢继续向前流动，但血压下降，此时的压力称为“舒张压”（DBP），又叫“低压”。

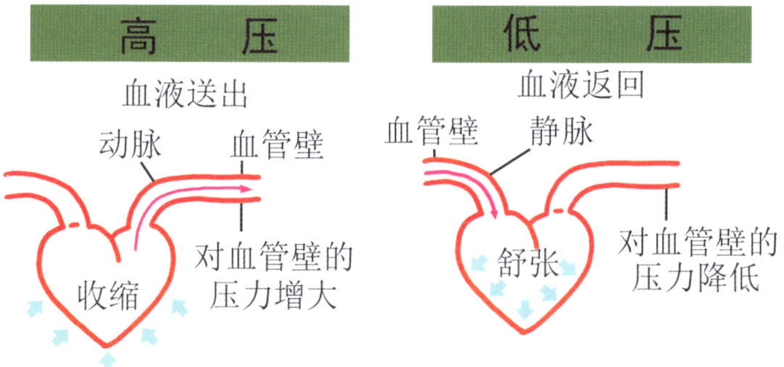

血压的计量单位

血压单位常采用千帕（kPa）、毫米汞柱（mmHg）。

换算公式如下。

1 mmHg=0.133 kPa

1 kPa=7.5 mmHg

中国人平均正常血压参考值（mmHg）

年龄/岁	收缩压（男）	舒张压（男）	收缩压（女）	舒张压（女）
16~20	115	73	110	70
21~25	115	73	110	71
26~30	115	75	112	73
31~35	117	76	114	74
36~40	120	80	116	77
41~45	124	81	122	78
46~50	128	82	128	79
51~55	134	84	134	80
56~60	137	84	139	82
61~65	148	86	145	83

血压的形成

血压的形成通常取决于以下三个因素。

- 心脏的射血力和外周阻力相互作用。
- 足够的循环血量。
- 大血管壁的弹性。

什么是脉压差

脉压差是指收缩压与舒张压之间的压差值。

正常值	30~40 mmHg	脉压差参考值
脉压差过大	>60mmHg	常见于主动脉瓣关闭不全、高血压、动脉硬化、风湿性心脏病、先天性心脏病、高血压性心脏病、甲状腺功能亢进及重度贫血等
脉压差过小	<20mmHg	常见于主动脉瓣狭窄、心力衰竭、低血压、心包积液、缩窄性心包炎等

什么是动态血压

所谓动态血压，即是指使用动态血压记录仪测定一个人昼夜24小时内，每间隔一定时间内的血压值。包括收缩压、舒张压、平均动脉压、心率以及它们的最高值和最低值，大于或等于160/95mmHg和/或140/90mmHg百分数等项目。

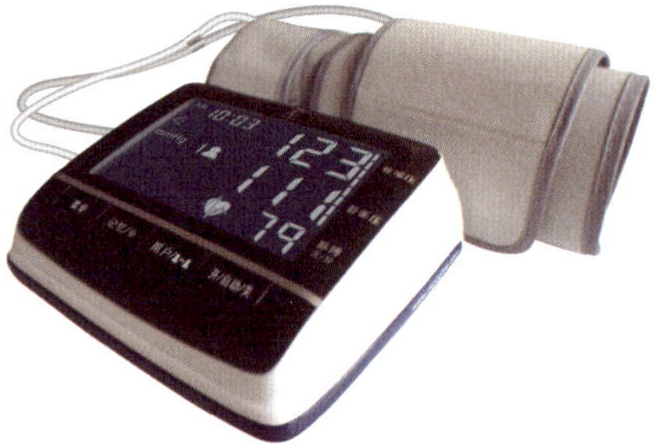

动态血压能实际反映血压在全天内的变化规律，可避免单次测血压之间的客观差异和“白大褂现象”（即看见医生就紧张，而导致血压升高的现象），有助于筛选早期无症状的轻型高血压或临界高血压，指导合理用药，并判断高血压患者有无靶器官损害，更好地预防心脑血管并发症的发生。

什么是平均动脉压

动脉血压在心动周期中随着心室的收缩和舒张而发生周期性的变化，而一个心动周期中每一瞬间动脉血压的平均值，即是平均动脉压。正常成年人平均动脉压正常值为70~105mmHg。

计算公式如下。

平均动脉压=（收缩压+2×舒张压）/3

平均动脉压=舒张压+1/3脉压差

正确的血压测量法

测量血压最好选择符合计量标准的水银柱式血压计进行测量。如果使用机械式血压表或符合国际标准的电子血压计，需与水银柱式血压计同时测值校正。

正确的测量方法

◆被测量者保持坐姿，腰背挺直，手臂置于桌上，使测量位置与心脏位置高度相同。如果是卧位，也要使上臂和心脏处于同一水平，不能过高或过低。

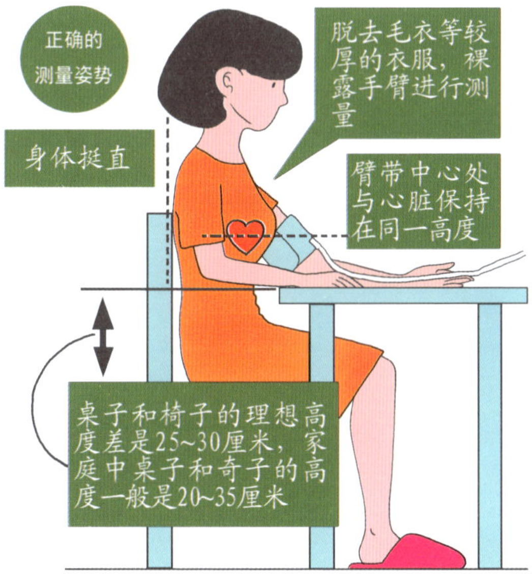

正确坐姿

◆挤压袖带，使其中的空气完全排出。

◆将袖带平整地缠在上臂上，使袖带下边缘与肘部内侧相距2~3厘米；松紧度以能伸进食指为宜，不可过松或过紧；将听诊器胸件置于肘窝肱动脉处。

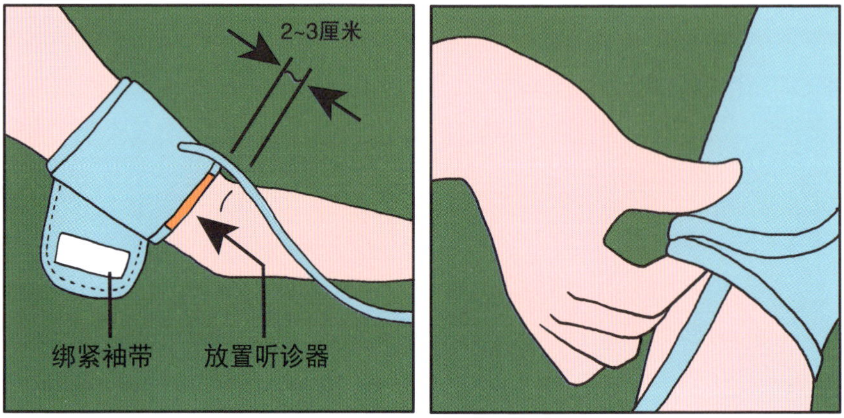

正确量血压的方法

◆戴好听诊器，关闭球囊开关，向袖带内快速充气至肱动脉的搏动音消失，再加压20~30mmHg。双眼保持与水银柱刻度平视，打开球囊开关，以恒定速率（2~6mmHg/s）缓慢地放气。

◆当水银柱下降过程中，从听诊器中听到第一个心搏音（“达”“达”的响声）时，这时血压计上刻度的数值就是收缩压；继续放气，至心搏音变轻或消失时，这时的数值即为舒张压。

◆隔2分钟后重复测量，取2次读数的平均值。

测压时的注意事项

◆保证测量环境的安静、舒适；在测量前排空膀胱，勿憋尿。

◆测血压前30分钟内禁止做剧烈运动，忌吸烟、喝酒及饮用含咖啡因的饮品。

◆测量前1~2分钟平静下来，保持放松，可在测量前深呼吸以进行调节。

◆测量时，上臂必须裸露或仅有内衣，否则会影响测量血压的准确性。

◆将每天测量的时间固定下来，最好是晨起和睡觉前测量。

高血压患者应何时测量血压

血压波动的规律

血压波动具有一定的规律，正常情况下，清晨醒来时，血压呈现持续上升趋势，上午7~9时达到高峰。然后逐渐下降，到下午5~7时再次升高。随着夜幕降临，血压再次下降，入睡后呈持续下降趋势，凌晨1~3时血压最低。

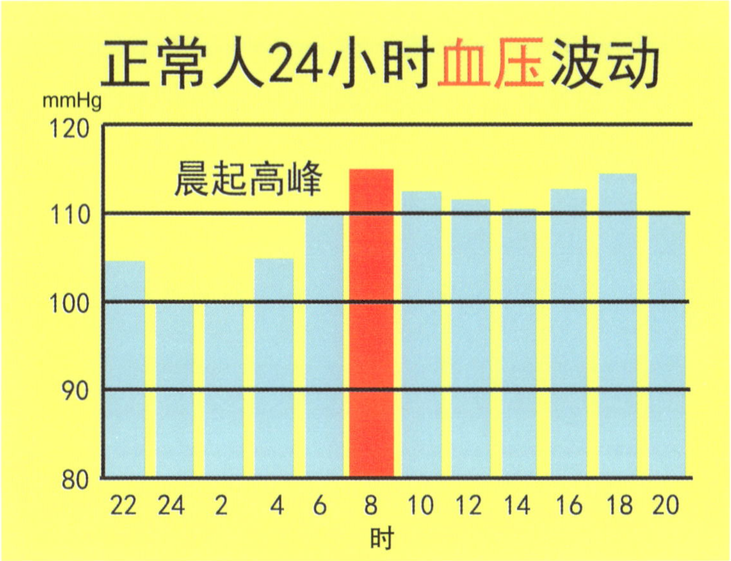

正常人一天血压波动

正常人血压昼夜波动一般不超过10~20mmHg，但是部分高血压患者血压波动较大，甚至高达40~50mmHg。因此，为了掌握动态血压的实际情况以及判断降压药物的疗效，高血压患者应该养成在家中自测血压的习惯。

高血压患者测量血压的关键时间点

根据血压变化的规律，高血压患者应在一天中的5个关键时间点来测量血压。

清晨睡醒后起床前	经过整夜的睡眠，机体代谢活动处于最低的状态，此时测量的血压最准。因此，高血压患者最好在清晨醒后不要翻动、不要下床，让家人代为测量血压
上午9~10时	此时测量血压可以反映服药后的血压变化
下午2~3时	很多高血压患者服用药物后，上午血压控制得不错，到下午血压就开始升高，这个时间点量血压可以反映血压的反跳情况
下午6时左右	这个时间点也是白天血压值的高峰期，此时测量血压可以反映服用降压药后血压的控制情况
睡觉前	这个时间点可以反映血压在夜间的变化，对于降低夜间血压、减少脑卒中的发生有指导性作用

当然，并不是要求每一位患者都严格按照上面的时间点来测量血压，在服用降压药的初期，可以增加测量的次数，以便了解自己血压波动的规律，更好地控制血压。等到血压控制正常了，就可以减少血压测量的次数，只在清晨睡醒后和晚上睡觉前测量即可。

引起高血压的因素有哪些

高血压的易患因素很多，外界和内在的各种不良刺激都有可能引起高血压。

年龄因素	高血压患病率与年龄成正比，90%以上患者为40岁以上的中老年人
遗传因素	有高血压家族史的人，其高血压的发病率明显增高

续表

超重和肥胖	高血压与肥胖显著相关，肥胖者高血压发病率远远高于体重正常或低于正常的人
膳食结构不当	高盐、高脂、低钙、低钾饮食会直接诱发高血压
抽烟酗酒	吸烟者的高血压发病率明显高于不吸烟者；长期饮酒超过一定限度时会导致血压升高而患高血压
缺乏运动	缺乏经常性有规律体力活动或体育锻炼的人，心血管系统的功能状态低下，易引发高血压
精神心理因素	精神紧张、压力大、情绪压抑、心理矛盾等会增加高血压的发病率
环境因素	长期噪声、城市交通和居住拥挤、工作和生活高度紧张等环境因素会增加高血压的发病率

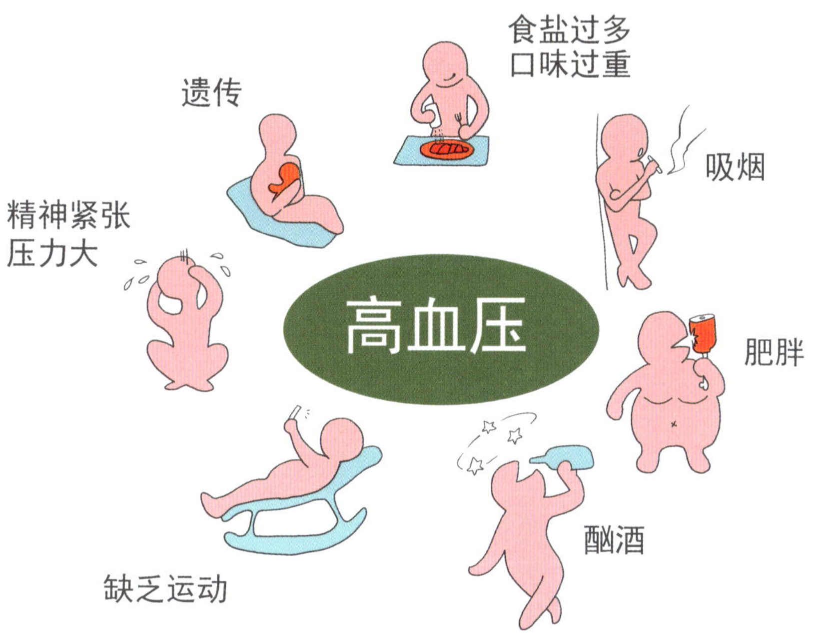

引起高血压的因素

高血压的诊断标准

什么是高血压

高血压是指体循环动脉血压高于正常，是一种常见的临床综合征。“正常血压”与“高血压”之间并没有一条明确的分界线，它只是一个人为划定的标准，其目的在于加强高血压的防治，以减少由于高血压带来的各种并发症，降低病死率。

高血压的诊断标准和分级

儿童和青少年血压较低，随着年龄的增长血压逐渐升高。18岁以上成人的血压可按不同水平定义和分级。

血压分级	收缩压/mmHg	关系	舒张压/mmHg
正常血压	＜120	和	＜80
正常高值	120~139	和/或	80~89
高血压	≥140	和/或	≥90
1级高血压（轻度）	140~159	和/或	90~99
2级高血压（中度）	160~179	和/或	100~109
3级高血压（重度）	≥180	和/或	≥110
单纯收缩期高血压（HIS）	≥140	和	＜90

备注：若患者的收缩压与舒张压分属不同级别时，则以较高级别为准；单纯收缩期高血压（HIS）也可按照收缩压水平分为1、2、3级。

高血压的分类

根据高血压的病因可将高血压分为两大类。

◆原发性高血压

原发性高血压即高血压病，是一种发病原因尚未完全明了的血压升高，占高血压患者的90%以上。

◆原发性高血压的特点

◆早起无症状或症状轻微，如轻微的头痛、头胀、头晕或颈部发胀等，不易被发现，易被漏诊。

◆常引起心、脑、肾损害，引发多种并发症。

◆病情的轻重与血压高低程度不一致，如有的患者血压不太高而症状很多，而有些患者的血压很高，症状却很少。

◆患病年龄越小，预后越差。

◆需坚持个体化原则，长期甚至终生合理治疗。

◆继发性高血压

继发性高血压又称症状性高血压，约占高血压患者的10%，是由于某些疾病在其发展过程中并发的血压升高。当找到原发病并治愈后，其血压也随之恢复正常。

◆继发性高血压的特点

◆大多数发病年龄较小（30岁以下）。

◆一起病血压就很高。

◆药物降压困难。

◆总会有引起血压升高的原发疾病的临床表现。

常见的继发性高血压及可能出现的症状

引起高血压的疾病	可能出现的症状	多发人群
肾实质性高血压	蛋白尿、血尿、肾功能下降	急慢性肾小球肾炎、间质性肾炎、多囊肾、单纯性肾囊肿、肾积水等肾病患者
肾血管性高血压	血压快速上升、上腹部血管杂音、低钾血症	肾动脉狭窄、大动脉炎、肾动脉纤维肌性结构不良等患者
主动脉缩窄	上肢血压高于下肢血压、下肢脉搏减弱或消失、头痛、胸闷、活动后心悸气短、下肢乏力、发凉麻木、跛行等	青少年
原发性醛固酮增多症	中度高血压、肌无力、头痛、夜尿增多、口渴、高尿钾和低血钾	儿童、青少年患者
嗜铬细胞瘤	血压骤然升高，伴剧烈头痛、心悸、出汗、面色苍白、恶心、乏力	神经纤维瘤（遗传性）患者
库欣综合征	向心性肥胖、水牛背、满月脸、宽大紫纹、多毛、肌肉萎缩、尿糖、闭经、阳痿等	高血糖患者
甲状腺功能亢进症	收缩期高血压、甲状腺功能亢进，伴有心悸、出汗、进食和便次增多、体重减少等	育龄女性
妊娠高血压综合征	高血压、水肿（常超过膝盖以上）、蛋白尿，重者抽搐及昏迷	年轻初产妇，怀孕前无高血压病史者
睡眠呼吸暂停综合征	大声打鼾、手臂甩动、身体抽搐、睡眠浅、白天疲劳	肥胖、呼吸道结构狭窄、年纪大肌肉松弛、扁桃腺增生、下颚短小，或长期抽烟导致呼吸道水肿的患者

高血压的分期

高血压可根据靶器官损害的有无及其程度进行分期。

Ⅰ期	无明显靶器官器质性损害
Ⅱ期	以下指标符合一个以上： •左心室肥厚 •视网膜动脉弥漫或局部狭窄 •蛋白尿或血肌酐浓度轻度升高 • 超声波检查或X线检查见动脉粥样硬化（颈动脉、主动脉、股动脉、髂动脉）
Ⅲ期	血压持续升高，伴有下列一项以上： •心脏：心绞痛、心肌梗死、左心室衰竭 •脑：脑血管意外、高血压性脑病 •肾脏：血浆肌酐浓度176.82μmol/L以上、肾功能衰竭 •血管：夹层主动脉瘤，伴有临床症状的动脉闭塞性疾病 •眼底：眼底渗出、视网膜水肿出血、眼底血管血栓形成

高血压的常见症状有哪些

高血压的早期症状不明显，特别是半数以上的患者无症状，或者症状与其他疾病相类似，容易被忽视。通常情况下，高血压患者在早期最常见的症状主要有以下几种。

◆ 头晕

头晕是高血压患者最多见的症状。有些患者会在突然下蹲或起立时出现头晕，有些患者则会出现持续性的头晕、头重感，严重影响工作和生活。

◆ 头痛

多为持续性钝痛或搏动性胀痛，甚至有炸裂样剧痛。疼痛部位多在太阳穴和后脑。通常在晨起时较为明显，洗脸或者早餐后缓解，剧烈运动后或疲劳时加重。

◆ 耳鸣

多为间断性的，持续时间较长。主要表现为耳朵里会出现断断续续嗡嗡作响的声音。

◆ 烦躁、心悸、失眠

主要表现为性情急躁、遇事敏感、易激动；入睡困难或早醒、睡眠不踏实、易做噩梦、易惊醒；呼吸急促、心跳快而强，并伴有心前区不适感。

◆ 注意力不集中，记忆力减退

主要表现为注意力易分散，经常答非所问，办事丢三落四；近期记忆减退，即容易忘记近期发生的事情，但对很久以前的事情却记忆犹新。

◆ 肢体麻木

主要表现为手指、足趾麻木或僵硬，或皮肤如蚁行感，或颈背部肌肉紧张、酸痛。部分患者常感手指不灵活，或在走路时出现下肢疼痛。

◆ 出血

其中以鼻出血多见，其次是结膜出血、眼底出血、脑出血等。

高血压对人体的主要危害有哪些

高血压是一种全身性疾病，会对血管、心脏、大脑、肾脏等器官造成损害，引发多种并发症，导致机体功能迅速衰退。

◆ 高血压对血管的危害

血压增高会使血液冲击血管内膜，导致动脉管壁增厚、管腔变细，影响重要靶器官如心、脑、肾的供血。同时，高血压还损伤管壁内膜，引起胆固醇、脂质沉积，形成血栓，如果脱落则更为危险。长期的高血压还可促进动脉粥样硬化的形成，该病变多发生于大、中动脉，如心脏的冠状动脉、头部的脑动脉等，一旦血管破裂就会导致大量出血、猝死。

◆高血压对心脏的危害

损害心脏的冠状动脉，逐渐使冠状动脉发生粥样硬化，冠状动脉狭窄，使供应心肌的血液减少，引发冠心病。

血压长期升高，使得心脏泵血的阻力增加，左心室的负担增加，左心室因代偿而逐渐肥厚、扩张，形成高血压性心脏病，并出现左心衰竭症状，如心悸、气喘、咳嗽，有时痰中带血，严重时发生肺水肿。

◆高血压对大脑的危害

脑内小动脉的管壁较薄弱，血管的自动调节功能较差，长期的血压增高会使脑血管发生缺血与变性，容易形成脑动脉瘤而引发脑出血，损伤周围脑组织。高血压还可促使脑动脉粥样硬化，形成血栓，阻塞脑血管，引起缺血性脑卒中。脑小动脉闭塞性病变引起腔隙性脑梗死。

◆高血压对肾脏的危害

长期的血压增高，会使肾脏的细小动脉发生硬化、狭窄，导致肾脏进行性缺血。高血压还会使肾小球内囊压力升高，逐渐纤维化、萎缩，肾单位不断减少，肾脏出现萎缩，继而发生肾功能不全，甚至发展为尿毒症。

◆高血压对眼睛的危害

高血压早期，眼底检查大都是正常的。如果血压长期增高，视网膜动脉可出现硬化改变。随着病情的发展，视网膜可出现出血、渗出、水肿，严重时出现视神经盘水肿，进而引起视觉障碍，如视物不清、视物变形或变小等。

高血压日常护理的主要内容

高血压是中老年人常见病、多发病，是许多严重心血管疾病的病理基础和与重要的危险因素，因此，加强对高血压的防治与护理是防治心脑血管疾病的重要环节，可以减少甚至避免心、脑、肾等损害，提高生活质量。

对症护理

症状	对应措施
若出现明显头痛、恶心、颈部僵直感、面部潮红或脉搏改变等症状	首先应安抚患者的情绪，使其保持安静，再设法去除各种诱发因素
有心、脑、肾并发症患者	严密观察血压波动情况，详细记录24小时液体出入量及呼吸、心率、神志等的情况变化
血压急剧升高，同时伴恶心、呕吐、剧烈头痛、意识改变等症状	应考虑高血压危象的可能，应立即让患者卧床休息、吸氧，准备快速降压药物、脱水剂等

生活护理

慎起居	养成规律的生活习惯，居室要保持安静、舒适，光线柔和，温湿度适宜；夏冬季节要注意防暑、防寒，避免暑热、寒邪的刺激；洗澡时要防止受凉，忌用过热的水洗澡或泡澡时间过长，以免引发意外
保证休息	注意劳逸结合，避免过度紧张和劳累。早期患者宜适当休息，工作过度紧张、血压较高、症状明显或伴有靶器官损害的患者应充分休息，减少不必要的外界干扰，保证充足的睡眠
合理膳食	养成良好的饮食习惯，细嚼慢咽，避免过饱，少吃零食；平时以清淡素食为主，宜选择低盐、低脂、低胆固醇、富含纤维素和钾、钙、镁的食物，避免肥甘厚味、辛辣刺激性食物；肥胖者要控制食量、体重，多吃新鲜蔬菜、水果，防止便秘；忌烟酒、咖啡、浓茶
适当运动	血压稳定在理想水平，无明显脏器功能损害时，患者可进行适当的有氧运动，如散步、慢跑、游泳、骑车、打太极拳，不宜长期静坐或卧床。若运动时发生胸痛、气喘、面部潮红时应立即停止运动，休息后症状仍无法改善者，应及时就医
调节情志	精神紧张、焦虑、恐惧、抑郁、情绪激动或发怒、心理压力等都可使血压升高，因此，患者要注意保持良好的心态和稳定的情绪，以保持血压稳定，减少并发症

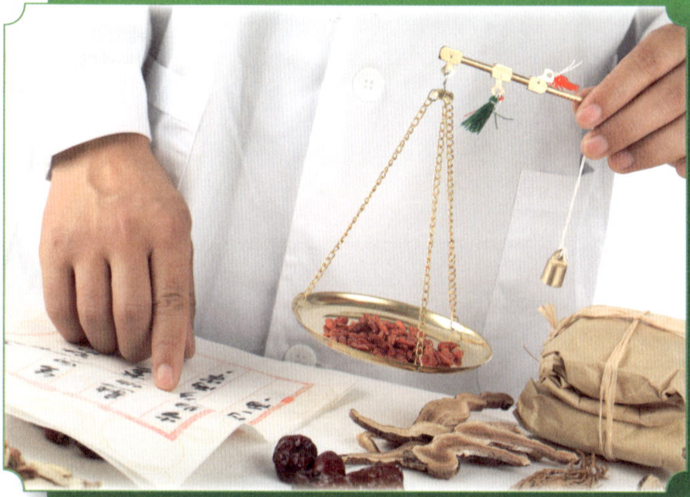

第二章
高血压的中医辨证调治法

- 了解何为肝阳上亢型高血压
- 了解何为气血亏虚型高血压
- 了解何为瘀血内停型高血压
- 了解何为肾精不足型高血压
- 了解何为痰浊内蕴型高血压
- 了解何为肝肾阴虚型高血压
- 了解何为阴阳两虚型高血压
- 教你掌握不可分型的中医辨证调治方法

肝阳上亢型高血压的中医调治法

致病成因

此型高血压在临床上最为多见，以阳亢为主，多因长期精神紧张、烦劳操持、年高阴亏或房劳太过、耗损肝阴，致使阴虚于下、阳亢于上所致。

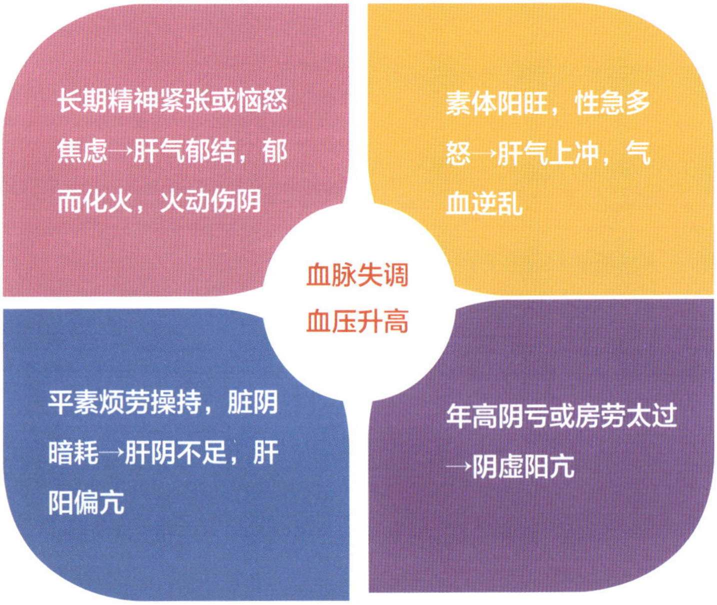

辨证方法

主症	血压升高；眩晕耳鸣，头目胀痛，每因烦劳或恼怒而加剧；面红目赤，头重脚轻
兼症	急躁易怒，失眠多梦，胸胁胀痛，口苦
舌脉	舌质红，苔黄，脉弦

生活宜忌

宜忌	饮食	起居	运动	情志
宜	饮食有节，以清淡为主，除米、面、豆类主食外，多食新鲜蔬菜、水果等，保持大便通畅；口干口苦者，可用菊花煎水喝	保持居室清洁安静，空气新鲜，光线偏暗、柔和；养成规律的生活习惯，注意劳逸结合，保证充足的休息和睡眠；房事要有节制	适当运动，如散步、打太极拳、练气功等，动作宜轻柔和缓，以利于机体气血调和	消除不良情志刺激，保持心态平和，情绪乐观、稳定，维持最佳的身心状态
忌	忌暴饮暴食；忌食辛辣动火之品，如浓茶、咖啡、葱、蒜、辣椒、洋葱、韭菜等；少吃煎炸、炙烤、肥甘厚味的食物，如肥肉、羊肉、动物内脏等；忌烟酒	避免吵闹、强光和噪音刺激；避免工作和生活上的过度紧张或劳累	忌过度运动，在卧位或蹲位时不可猛然起立，以防跌仆	切忌生气恼怒、紧张、情绪激动或焦虑

中医治法及验方

治法：平肝潜阳、滋养肝肾、清火息风。

主方：天麻钩藤饮加减——《中医内科杂病证治新义》

【配方组成】钩藤（后下）、生石决明（先煎）各30克，天麻、桑寄生各10克，杜仲、茯苓、益母草、夜交藤各12克，川牛膝18克，栀子、黄芩各9克。

随证加减变化

肝阳上亢症状非常显著——加代赭石、牡蛎、龙骨各30克。

伴有肝气郁结——加柴胡10克，白芍30克。

伴有火热亢盛、口干口苦明显——加龙胆草10克，夏枯草30克，牡丹皮12克。

【用法用量】水煎服，每日1剂，分早、晚2次温服。

【功效主治】平肝息风，清热活血，补益肝肾，镇痛降血压。此方是治疗肝阳上亢型高血压的常用方，主治肝经有热、肝阳偏亢、头痛头胀、耳鸣目眩、少寐多梦等症。

【注意事项】若患者出现筋脉拘急、手足痉挛、舌绛(深红色)苔少等症状时要停用此方。

代表中成药

中成药	主要成分	用法用量	功效主治	注意事项
牛黄降压丸	牛黄、羚羊角、珍珠、水牛角浓缩粉、白芍、党参、黄芪、决明子、川芎、黄芩提取物、薄荷、郁金、甘松、冰片	口服，大蜜丸，每次1～2丸，每日1次；小蜜丸，每次20~40丸，每日2次	清心化痰，镇静降压。用于肝火旺盛、痰热壅盛所致的头晕目眩、头痛失眠、烦躁不安及高血压见上述证候者	1.孕妇慎用，腹泻及气血不足所致的头晕目眩、失眠患者忌服 2.本品清降力强，非实热证者忌用
安宫降压丸	郁金、黄连、栀子、黄芩、天麻、珍珠母、黄芪、白芍、党参、麦冬、五味子（炙）、川芎、人工牛黄、水牛角浓缩粉、冰片	可嚼服，也可分份吞服。每次1~2丸，每日2次	清热镇惊，平肝降压。用于胸中郁热，肝阳上亢引起的头目眩晕、项强脑涨、心悸多梦、烦躁起急等症	1.此药性寒，痰湿中阻、清阳不升所致的眩晕、头痛者忌服 2.忌与藜芦同用
脑立清丸(胶囊)	磁石、赭石、珍珠母、半夏（制）、酒曲、酒曲（炒）、牛膝、薄荷脑、冰片、猪胆汁	丸剂：口服，每次10粒，每日2次 胶囊：口服，每次3粒，每日2次	平肝潜阳，醒脑安神。用于肝阳上亢引起的头晕目眩、耳鸣口苦、心烦难寐及高血压见上述证候者	1.孕妇及体弱虚寒者忌服 2.忌与四环素类抗生素同服 3.有肝脏疾病、肾脏疾病患者应在医师指导下服用

气血亏虚型高血压的中医调治法

致病成因

此型高血压在冬季最易发作，多因脾胃虚弱、饮食不足导致气血生化无源，或因过度劳累、肾气亏虚等耗伤气血所致。

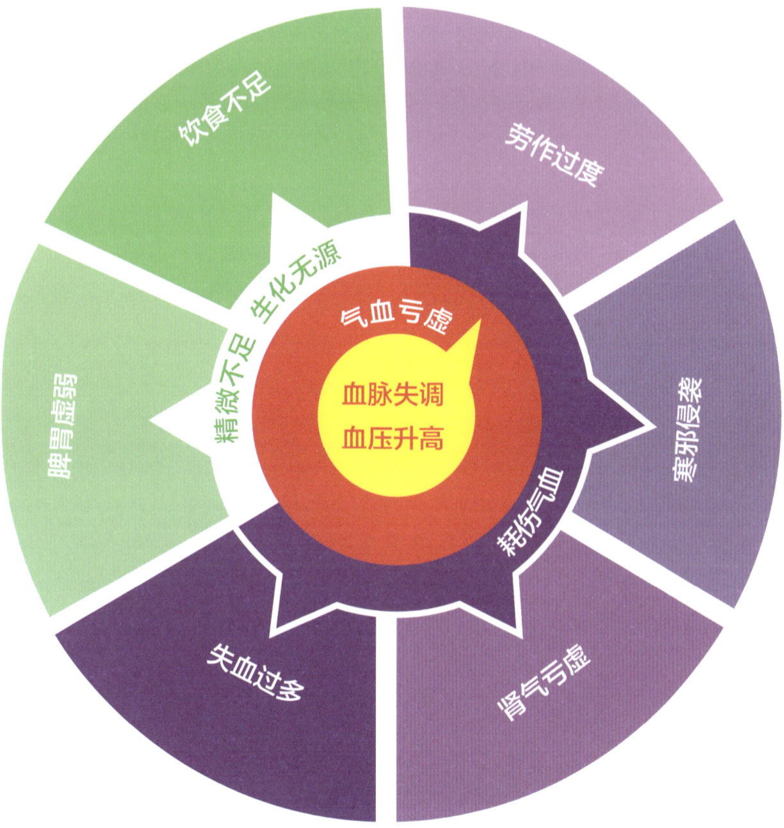

辨证方法

主症	血压升高；头痛眩晕，动则加剧，劳累即发，面色苍白，唇甲不华，发色不泽
兼症	倦怠懒言，心悸失眠，纳差，少气自汗
舌脉	舌质淡嫩，苔薄白，脉细弱

生活宜忌

宜忌	饮食	起居	运动	情志
宜	加强饮食调补，宜选择营养丰富的高蛋白食物，如瘦肉、鱼类、蛋奶、豆类及豆制品等；脾胃虚弱者可食用党参粥、黄芪粥、薏仁粥、莲子粥等以补益脾胃；睡眠欠佳者睡前可适当喝些牛奶；气血虚者可吃甲鱼等补肾之物，或者用天麻（20克）煨母鸡（1000克）	发病时宜卧床休息，闭目养神，每天保证6～8小时的良好睡眠，午睡半小时；居室要温度适宜、整洁、安静、舒适；起卧时动作宜缓，下床、如厕等需要有人协助，以防意外；冬天注意保暖，避风寒，防感冒，适时增加衣被	平时可进行适当的体育锻炼，如散步、气功等	注意情志疏导，保持稳定的心态，以调畅情志
忌	忌暴饮暴食；忌生冷、油腻、腌制食物；忌浓茶、咖啡、辣椒等刺激之品；忌烟酒	避免噪音及过度劳累；避免突然站立或坐起，防止跌伤；睡前避免情绪激动或剧烈运动	避免突然强力的主动或被动的头部运动，少做或不做转身、弯腰动作，以免诱发加重眩晕	减少情绪波动，以免加重阴虚

中医治法及验方

治法：益气养血，健脾安神。

主方：归脾汤加减——《济生方》

【配方组成】党参15克，黄芪、白术、龙眼肉各12克，茯神、酸枣仁、木香、当归、远志各10克，炙甘草9克，大枣5枚。

随证加减变化

食少便溏——加茯苓、薏苡仁各12克。

形寒肢冷，腹中隐痛——加桂枝、干姜各10克。

血虚严重——加熟地黄15克，阿胶12克。

【用法用量】水煎服，每日1剂，分早、晚2次温服。

【功效主治】健脾养心，益气补血。主治气血不足、面色萎黄、体倦食少、心悸健忘、失眠多梦、盗汗、便血，妇女崩漏、月经超前、量多色淡或淋漓不止，以及虚劳、脑卒中、眩晕等见有心脾血虚者。

【注意事项】阴虚内热者慎用。

代表中成药

中成药	主要成分	用法用量	功效主治	注意事项
牛黄清心丸	人工牛黄、羚羊角、麝香、人参、白术(麸炒)、当归、白芍、柴胡、干姜、阿胶、桔梗、水牛角浓缩粉等27味	可嚼服，也可分份吞服。每次1丸，每日2次	益气养血，镇静安神，化痰息风。适用于气血不足、痰热上扰所致高血压、脑血管意外后遗症	1.孕妇及肝肾功能不全者慎用 2.方中含朱砂、雄黄，不宜过量久服
养血清脑颗粒	当归、川芎、白芍、熟地黄、钩藤、鸡血藤、夏枯草、决明子、珍珠母、延胡索、细辛	口服，每次1袋，每日3次，必要时可加服1袋	养血平肝，活血通络。用于血虚肝亢所致的头痛、眩晕眼花、心烦易怒、失眠多梦等	1..孕妇忌用，低血压者慎用 2.偶见恶心、呕吐，罕见皮疹，停药后即可消失 3.肝病、肾病、糖尿病等慢性病严重者应在医师指导下使用
诺迪康胶囊	圣地红景天	饭前服用，每次2粒，每日3次	益气养血，活血通络。用于气虚血瘀所致的头晕目眩、心悸气短、神疲乏力、少气懒言、胸痹等症	1.孕妇及感冒发热者忌用 2.高血压、心脏病、肝病、糖尿病、肾病等慢性病严重者应在医师指导下服用

瘀血内停型高血压的中医调治法

致病成因

此型高血压多因肝郁气滞、寒凝、外伤引起血液的运行瘀滞所致。

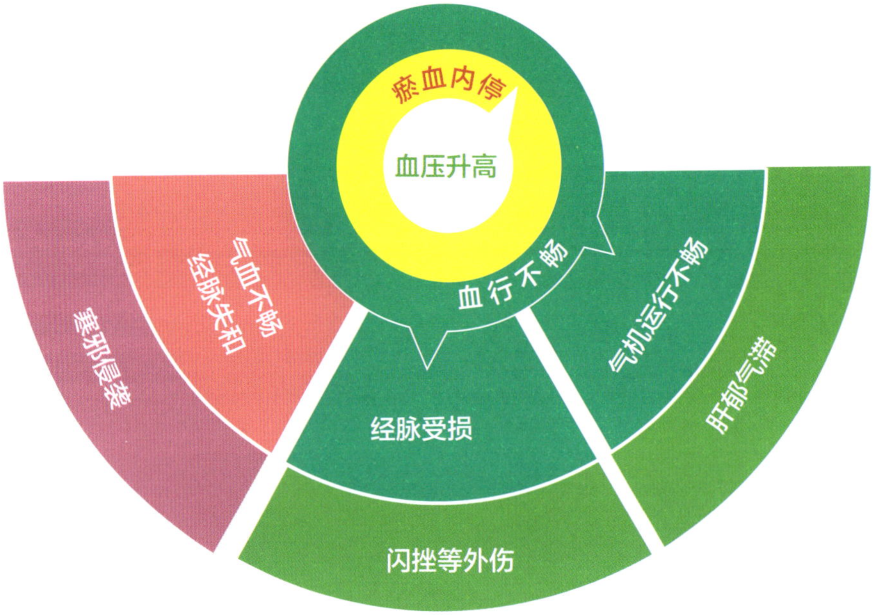

辨证方法

主症	血压升高；头晕头痛，痛如针刺，或胸闷刺痛，面晦唇青紫
兼症	心悸不寐
舌脉	舌质紫或舌有瘀点、瘀斑，脉细或涩

生活宜忌

宜忌	饮食	起居	运动	情志
宜	多饮水，每天摄入量不低于2000毫升；饮食宜清淡易消化，多吃具有活血化瘀、通窍理气作用的食物，如桃仁、山楂、香菇、韭菜、油菜、葱、白萝卜、金橘、柠檬等；肝郁气滞者可喝些玫瑰花茶、茉莉花茶以疏肝解郁	注意保暖，居室温度适宜，并及时增添衣物；可用热水泡澡或按摩，有助于改善全身气血运行；注意劳逸结合，适当卧床休息，保证充足的睡眠	坚持体育锻炼，年轻人可选择球类运动、跳舞、骑自行车、跑步、游泳等有氧运动，老年人可选择快步走、太极拳、气功等。每次锻炼达到微微出汗的程度即可	保持愉快的情绪，减少精神刺激，有助于改善气血运行
忌	少吃腌制食物，避免血液黏稠度增高，加重血瘀的程度；忌食红薯、芋头、蚕豆、栗子等容易胀气的食物，以及生冷、煎炸、肥甘厚腻等不易消化的食物，以免影响气血运行；忌烟酒	避免噪音、吵闹；避免体力和脑力的过度劳累；避免剧烈的主动或被动的头部运动，以免诱发或加重头晕	忌大强度、大负荷的体育锻炼，如出现胸闷或绞痛、呼吸困难、眩晕、恶心等症状时，要立即停止运动，并及时就医	避免大怒、惊恐、忧思等不良情绪

中医治法及验方

治法：活血化瘀，通络止痛。

主方：通窍活血汤加减——《医林改错》

【配方组成】桃仁、红花、赤芍、川芎各10克，大枣5枚，生姜3片。

随证加减变化

气血不足——加黄芪、当归各12克。

神疲乏力——加黄芪、党参各10克。

畏寒肢冷——加附子、桂枝各10克。

头痛明显——加全蝎、土鳖虫各8克。

胸痛甚者——加郁金、延胡索各10克。

【用法用量】水煎服，每日1剂，分早、晚2次温服。

【功效主治】活血化瘀，通窍活络。用于血瘀所致的偏头痛且日久不愈、耳聋、脑卒中、头面瘀血、头发脱落等症。

【注意事项】孕妇忌用。

代表中成药

中成药	主要成分	用法用量	功效主治	注意事项
愈风宁心片	葛根	口服，每次5片，每日3次	活血化瘀，解痉止痛，通络定眩。用于高血压头晕、头痛、颈项疼痛，及冠心病、心绞痛、神经性头痛、早期突发性耳聋等症	1.孕妇慎用 2.服药期间忌食生冷、辛辣、油腻食物
心血宁片	葛根、山楂	口服，每次4片，每日3次，或遵医嘱	活血化瘀，通络止痛。用于心血瘀阻、瘀阻脑络引起的胸痹、眩晕，以及冠心病、高血压、心绞痛、高血脂等见上述证候者	孕妇忌用

肾精不足型高血压的中医调治法

致病成因

此型高血压多因先天发育不良、禀赋不足，或后天调摄失宜、房事过度、年老肾亏或大病久病伤肾等引起。

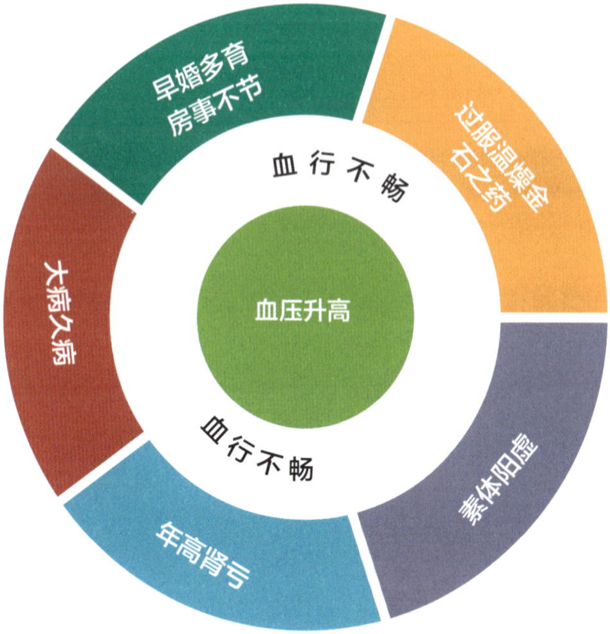

辨证方法

主症	血压升高；精神萎靡，眩晕耳鸣，头痛而空，腰膝酸软；偏阴虚者，五心烦热，口燥咽干；偏阳虚者，四肢不温，形寒畏冷
兼症	少寐多梦，健忘早衰，小儿生长发育迟缓，男子精少不育，女子经少经闭，性功能减退
舌脉	偏阴虚者，舌质红，脉弦细数；偏阳虚者，舌质淡，脉沉细无力

生活宜忌

宜忌	饮食	起居	运动	情志
宜	多吃补肾、助阳、滋阴之品，如偏阴虚者，可多食银耳、百合、海参、枸杞子等清补之品；偏阳虚者，可多食羊肉、狗肉等温补之品	发病时注意休息，舒适体位；偏于阳虚者，应及时添加衣物，注意保暖；注意劳逸结合，慎房事，愈后亦应有所节制	进行适宜的体育锻炼，如保健操、太极拳、气功等，以使血脉流通，养气生精	宜清心寡欲，保持心态平和
忌	阴虚者忌食羊肉、狗肉及辛辣之物；阳虚者忌食生冷之物	避免工作和生活上的过度紧张或劳累	避免剧烈、超负荷运动，以免诱发或加重头晕	切忌恼怒、多思多虑、妄想

中医治法及验方

治法： 偏阴虚者，宜补肾滋阴；偏阳虚者，宜补肾助阳。

主方1： 左归饮加减——《景岳全书》

【配方组成】 熟地黄6～9克或加至30～60克，山药、枸杞子各6克，炙甘草3克，茯苓4.5克，山茱萸3～6克（畏酸者少用）。

随证加减变化

肺热而烦者——加麦冬6克。

血滞者——加牡丹皮6克。

心热而躁者——加玄参6克。

脾热易饥者——加芍药6克。

肾热骨蒸多汗者——加地骨皮6克。

血热妄动者——加生地黄6～9克。

阴虚不宁者——加女贞子6克。

上实下虚者——加牛膝6克。

血虚而燥滞者——加当归6克。

【用法用量】水煎服，每日1剂，分早、晚2次空腹温服。

【功效主治】滋阴补肾。主治肾阴不足、阴衰阳盛，症见腰酸遗泄、盗汗、口燥咽干、口渴欲饮等。

主方2：右归饮加减——《景岳全书》

【配方组成】熟地黄6～9克或加至30～60克，山药6克(炒)，山茱萸3克，枸杞子6克，甘草3～6克(炙)，杜仲6克(姜制)，肉桂3～6克，制附子3～9克。

随证加减变化

气虚血脱，或厥，或昏，或汗，或晕，或虚狂，或短气者——加人参、白术各30克。

呕哕吞酸者——加炮干姜6克。

泄泻腹痛者——加人参、肉豆蔻各6克。

小腹多痛者——加吴茱萸6克。

淋带不止者——加破故纸6克。

血少血滞、腰膝软痛者——加当归6克。

【用法用量】水煎服，每日1剂，分早、晚2次空腹温服。

【功效主治】温补肾阳。主治肾阳不足、阳衰阴盛，症见腰膝酸痛、神疲乏力、畏寒肢冷、咳喘、泄泻等。

代表中成药

中成药	主要成分	用法用量	功效主治	注意事项
左归丸	熟地黄、菟丝子、牛膝、龟板胶、鹿角胶、山药、山茱萸、枸杞子	口服。每次9克，每日2次	滋阴补肾，填精益髓。主治真阴不足证，适用于高血压、老年性慢性支气管炎、老年性痴呆，慢性肾炎、腰肌劳损等属真阴亏损者	1.忌油腻食物 2.儿童、孕妇及感冒患者忌服
右归丸	熟地黄、附子（炮附片）、肉桂、山药、山茱萸（酒炙）、菟丝子、鹿角胶、枸杞子、当归、杜仲（盐炒）	可嚼服，也可分份吞服。大蜜丸每次1丸，每日3次	温补肾阳，填精止遗。主治肾阳不足、命门火衰、腰膝酸冷、精神不振、怯寒畏冷、阳痿遗精，大便溏薄、尿频而清	1.忌食生冷 2.肾虚有湿浊者忌服

痰浊内蕴型高血压的中医调治法

致病成因

此型高血压多因素体肥胖、饮食不节、恣食肥甘损伤脾胃所致。

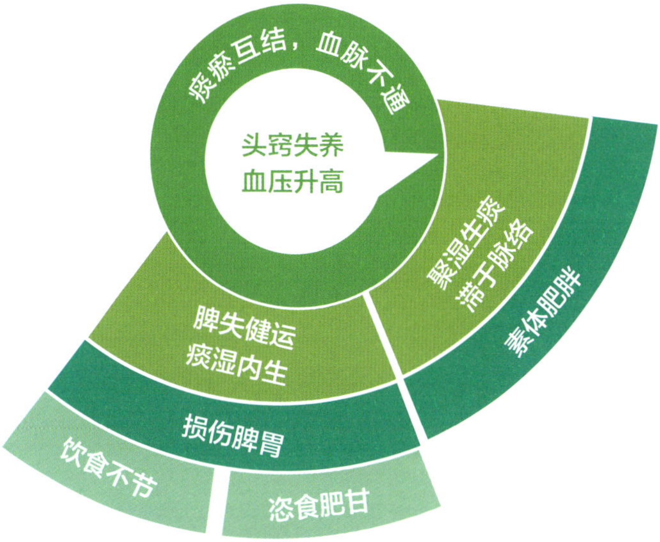

辨证方法

主症	血压升高；头晕胸闷，头痛而重，恶心食少，呕吐痰涎，倦怠多寐
兼症	形体肥胖
舌脉	舌胖，苔白腻，脉濡滑

生活宜忌

宜忌	饮食	起居	运动	情志
宜	呕吐剧烈时，宜暂时禁食，可喝生姜水降逆止呕；呕吐止后，进食流质素食。日常饮食要适量，按时进食，可多吃清淡、开胃、消食、清热利湿的食物，如萝卜、山楂、薏苡仁、红小豆、玉米、冬瓜等	居室宜宽敞明亮、通风、干燥、温度适宜、光线柔和；发病时宜静卧休息，呕吐剧烈时宜采取侧卧位，枕头不宜过高，以15°～20°为宜；愈后要注意劳逸结合，保证充足的休息和睡眠	日常锻炼宜遵循循序渐进、量力而行、劳逸结合、劳而不倦的原则，如散步可采用慢速（每分钟60~70步）和中速（每分钟80~90步），每次30~60分钟	保持心态平和，情绪乐观、稳定
忌	忌过饥过饱或暴饮暴食；忌食生冷、甜黏、油腻、辛辣等生热生痰生湿之品；忌烟酒	起坐动作不宜太快；避免劳累；室内避免噪音、灰尘或异味刺激	避免突然、剧烈更改体位及深低头、旋转等头颈部运动	切忌生气恼怒

中医治法及验方

治法：健脾化湿，化痰降逆。

主方：半夏白术天麻汤加减——《医学心悟》

【配方组成】半夏、白术各15克，茯苓、陈皮各12克，天麻18克，甘草6克。

随证加减变化

痰阻气郁化火者——加枳实10克，黄芩15克，竹茹12克。

脘闷不舒、腹胀欲呕者——加砂仁10克，白豆蔻12克。

眩晕严重且伴有头痛呕吐者——加生姜6片，竹茹12克，代赭石15克。

耳鸣痰多者——加葱白10克，郁金12克，石菖蒲10克。

【用法用量】水煎服，每日1剂，分早、晚2次温服。

【功效主治】燥湿化痰，平肝息风。主治痰饮上逆、痰厥头痛、多痰、动则眩晕、恶心呕吐等症。

【注意事项】肝肾阴虚、气血不足所致的眩晕患者不适用此方。

代表中成药

中成药	主要成分	用法用量	功效主治	注意事项
安脑丸	人工牛黄、猪胆汁粉、朱砂、冰片、水牛角浓缩粉、珍珠、黄芩、黄连、栀子、雄黄、郁金、石膏、赭石、珍珠母、薄荷脑	口服。每次1～2丸，每日2次，或遵医嘱，小儿酌减	清热解毒，醒脑安神，豁痰开窍，镇惊息风。用于高热神昏、烦躁谵语、抽搐惊厥、中风窍闭、头痛眩晕等症	孕妇忌用
眩晕宁冲剂	泽泻、白术、茯苓、陈皮、半夏（制）、女贞子、墨旱莲、菊花、牛膝、甘草	餐后开水冲服。每次8克，每日3～4次	健脾利湿、益肝补肾。用于痰湿中阻、肝肾不足引起的头昏、头晕	1.孕妇、外感者及糖尿病患者忌用 2.少吃生冷、油腻等难消化的食物

肝肾阴虚型高血压的中医调治法

致病成因

此型高血压多为先天不足，后天久病及肾或房事过度、情志内伤所致。

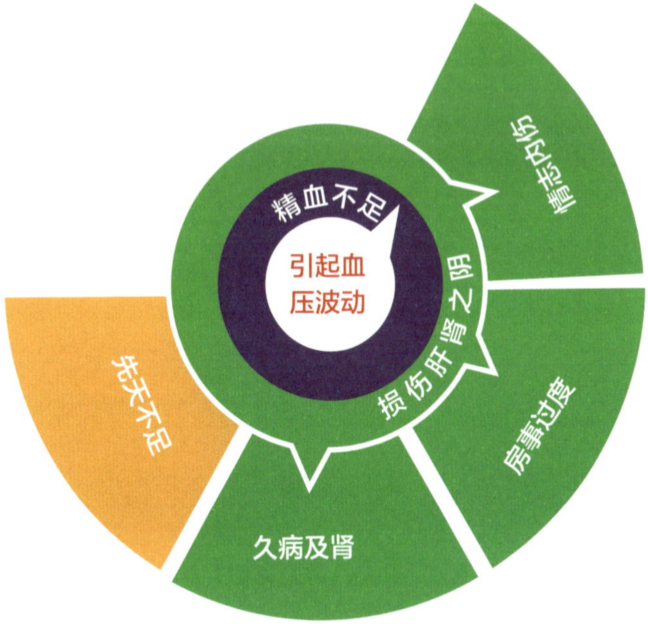

辨证方法

主症	血压升高；头痛隐隐，头晕阵作，目眩耳鸣，腰膝酸软，五心烦热，目涩口干
兼症	失眠多梦，健忘，男子遗精，女子月经量少或闭经
舌脉	舌质干红，舌苔少或无苔，脉弦细

生活宜忌

宜忌	饮食	起居	运动	情志
宜	饮食宜清淡少盐，多饮水，多吃新鲜水果、蔬菜和滋补肝肾的食物，如黑芝麻、黑豆、黑米、山药、枸杞子等	合理安排工作，注意劳逸结合，保持良好的作息习惯，保证充足的睡眠；节制房事	积极参加户外运动，如慢跑、骑自行车、打太极拳等	放松心情，不要给自己太大的压力，学会合理减压
忌	忌烟酒；忌食辛辣、烟熏、火烤、腌制、高糖、肥腻等不易消化和刺激性食物，以免对肝肾造成过多的压力	避免熬夜和过度疲劳	忌剧烈运动，以免加重眩晕，发生危险	切忌生气恼怒、紧张、情绪激动或焦虑

中医治法及验方

治法：滋养肝肾，滋阴明目。

主方：六味地黄汤加减——《小儿药证直诀》

【配方组成】熟地黄30克，山药、茯苓各18克，山茱萸、牡丹皮各12克，泽泻10克。

随证加减变化

视物昏花、迎风流泪者——加枸杞子18克，女贞子12克，黄精10克。

腰膝酸软突出且伴有遗精、多梦者——加黄连6克，肉桂3克，酸枣仁12克。

腰酸耳鸣突出者——加龟甲20克，杜仲15克。

阴虚火旺、心肾不交者——加知母、黄柏各12克。

【用法用量】水煎服，每日1剂，分早、晚2次温服。

【功效主治】滋阴补肾。用于肾阴亏损、头晕耳鸣、腰膝酸软、骨蒸潮热、盗汗遗精、消渴等症。

【注意事项】湿热、阳虚患者及脾胃功能不佳者不适用此方。

代表中成药

中成药	主要成分	用法用量	功效主治	注意事项
六味地黄丸	熟地黄、山茱萸（制）、牡丹皮、山药、茯苓、泽泻	口服每次8丸，每日3次	滋阴补肾。主治肾阴亏损、肝阳上亢所致的高血压	1.忌与感冒药同服 2.若出现食欲减退、胃脘不适、大便稀、腹痛等症状时，应去医院就诊
知柏地黄丸	黄柏、知母、熟地黄、山茱萸、牡丹皮、山药、茯苓、泽泻	空腹或饭前服用，用开水或淡盐水送服。大蜜丸每次1丸，小蜜丸每次9克，水蜜丸每次6克，均每日2次	滋阴降火。主治肝肾阴虚、虚火上炎所致的高血压	1.孕妇忌服 2. 怕冷、手足凉、喜热饮的虚寒患者不适用 3.忌与感冒类药同时服用
杞菊地黄丸	枸杞子、菊花、熟地黄、酒萸肉、牡丹皮、山药、茯苓、泽泻	口服。大蜜丸每次1丸，每日2次	滋肾阴，清肝热，明目。用于肝肾阴亏所致的眩晕耳鸣、畏光、迎风流泪、视物昏花，以及年老体弱、病程较久的高血压	1.感冒发热患者忌服，儿童、孕妇、哺乳期妇女慎服 2.有高血压、心脏病、肝病、糖尿病、肾病等慢性病严重者应在医师指导下服用
天麻首乌片	天麻、白芷、何首乌、熟地黄、丹参、川芎、当归、蒺藜（炒）、桑叶、墨旱莲、女贞子、白芍、黄精、甘草	口服。每次6片，每日3次	滋阴补肾，养血息风。用于肝肾阴虚所致的眩晕、耳鸣耳聋、口苦咽干、神疲健忘、须发早白等症	1.感冒发热患者忌服，儿童、孕妇、哺乳期妇女慎服 2.有高血压、心脏病、肝病、糖尿病、肾病等慢性病严重者应在医师指导下服用

阴阳两虚型高血压的中医调治法

致病成因

此型高血压多见晚期或Ⅲ期高血压，多因先天禀赋不足，或后天久病不愈、房事劳伤或年高肾亏等所致。

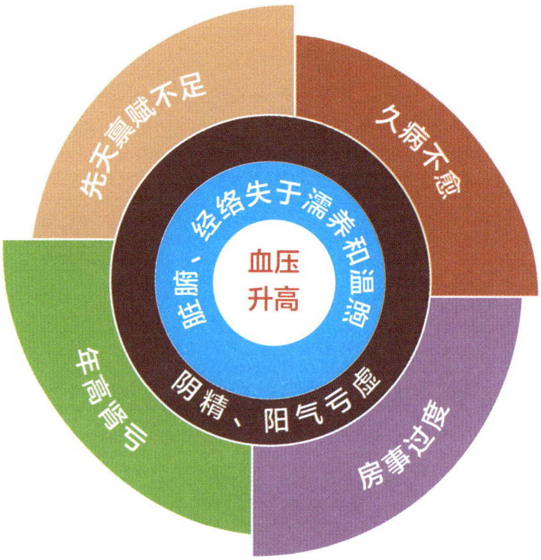

辨证方法

主症	血压升高；眩晕，遇劳则甚，耳鸣健忘，气短乏力，口干饮水不多，颜面或下肢水肿，腰膝酸软，既不耐热也不耐冷
兼症	倦怠嗜睡，齿摇发脱，夜间多尿，阳痿
舌脉	舌质淡，舌苔白，脉沉弦细

生活宜忌

宜忌	饮食	起居	情志
宜	饮食宜清淡少盐，多吃新鲜蔬菜和水果，多喝水，保持大便通畅；多吃滋阴壮阳的食物，如黑豆、黑米、黑芝麻、羊肉、荔枝、牡蛎、虾、泥鳅等	注意劳逸结合，保证充足的休息和睡眠；节制房事	保持乐观、稳定的情绪，维持最佳的身心状态
忌	忌食辛辣、生冷、煎炸、肥甘厚味之品；忌烟酒	避免工作和生活上的过度紧张或劳累；忌纵欲、熬夜	忌生气恼怒、悲观、绝望、孤僻、忧心忡忡等不良情绪

中医治法及验方

治法：育阴温阳，补肾养血。

主方：金匮肾气汤加减——《济生方》

【配方组成】熟地黄、山药各18克，茯苓、山茱萸、泽泻、牡丹皮、肉桂、制附子各10克。

随证加减变化

盗汗不止者——加五味子、糯稻根各10克。

口渴甚者——加沙参、天花粉各15克。

虚火偏旺者——加地骨皮12克。

耳鸣耳聋、腰膝酸痛者——加五味子、鹿骨胶各15克。

【用法用量】水煎服，每日1剂，分早、晚2次温服。

【功效主治】调补阴阳，滋阴育阳。主治阴阳两虚所致的水肿、腰膝酸软、气短乏力、小便不利、畏寒肢冷等症。

【注意事项】服药期间忌食萝卜及生冷食物。

代表中成药

中成药	主要成分	用法用量	功效主治	注意事项
金匮肾气丸	地黄、山药、山茱萸（酒炙）、茯苓、牡丹皮、泽泻、桂枝、附子（制）、牛膝（去头）、车前子（盐炙）	口服，每次20~25粒，每日2次	温补肾阳，化气行水。用于肾虚水肿、腰膝酸软、小便不利、畏寒肢冷	1.孕妇忌服 2.忌食萝卜及生冷食物
龟鹿二仙膏	龟板、鹿角、枸杞子、党参	饭前服用，或在进食时服用。每次15～20克，每日3次	温肾益精，补气养血。主治久病肾虚、精血不足引起的腰膝酸软、遗精阳痿	1.孕妇及小儿忌服，脾胃虚弱者慎用 2.忌食辛辣食物 3.忌与感冒药同时服用 4.若出现胃脘不适、食欲减退、便溏、头痛等症状时，应去医院就诊。

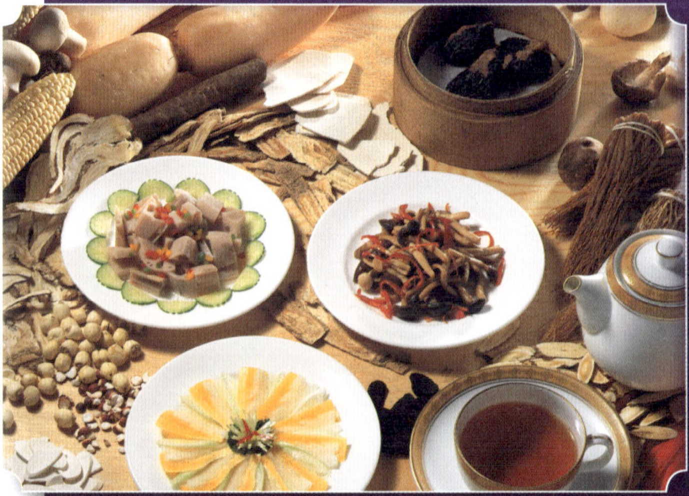

第三章　药食同源，辅助降血压的食疗效方

- 30种特效降压食材，降压功效详尽解析
- 30道特效降压食谱，详细做法一一指导
- 附上食材降压宜忌，规避错误食用方法

鲜芹菜汁——清肝平肝，醒脑降压

食物中的“降压药”——芹菜

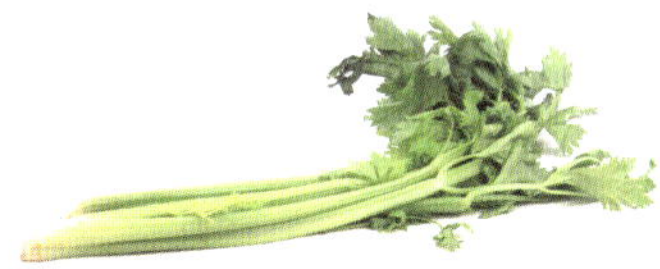

中医认为，芹菜味甘、苦，性凉，归肝、胃、膀胱经。常吃芹菜，可降血压、通血脉、平肝利水、醒脑明目，对辅助治疗肝热或肝阳上亢型高血压所致的眩晕头痛、烦热面赤等症都有很好的效果。

另外，芹菜叶中所含有的降压有效成分与芹菜根、茎相当，因此，在食用芹菜时，应茎、叶同吃。

“治肝阳头痛，面红目赤，头重脚轻，步行飘摇等症。”

——《本草推陈》

芹菜降压宜忌

要点	宜	忌
食用方法	连叶带茎一起生吃嚼食、凉拌、榨汁、炒食等	忌把嫩叶扔掉
相生相克	可与葡萄、苦瓜、海带、香干、西红柿、核桃仁、花生、百合、胡萝卜、莲藕等搭配食用	忌与鸡肉、黄豆、兔肉、甲鱼、虾、螃蟹同食

降压食疗效方解密

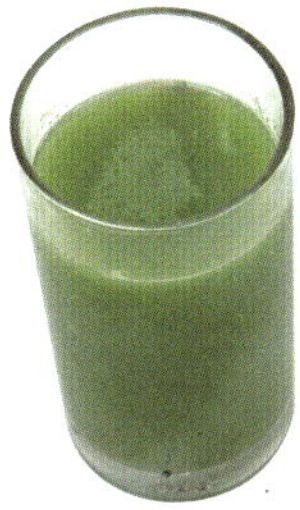

原料：鲜芹菜250克。

做法：将芹菜去根、黄叶，洗净后切碎、捣烂，再放入干净纱布中绞汁即可。也可以将芹菜切成小段，放入榨汁机中榨汁。

用法：每次100毫升，每日2次。

功效：清肝平肝，醒脑降压。适用于眩晕头痛、颜面潮红、易发怒、精神易兴奋的高血压患者。

注意：脾胃虚寒、肠滑不固、血压偏低者及婚育期男士慎食。

拌菠菜——滋阴清热，疏肝养血

食物中的“降压药”——菠菜

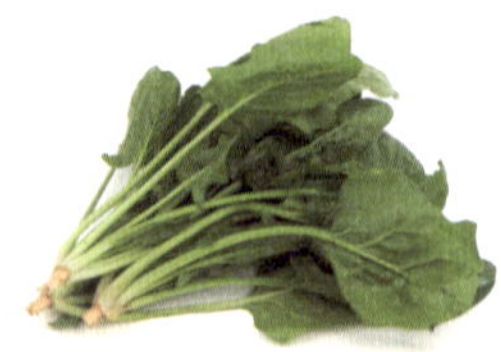

中医认为，菠菜味甘，性凉，归肝、胃、大肠经，具有疏肝养血、滋阴润燥、通便清热、补血止血的功效，常食菠菜，对肝阴不足所致的高血压、头痛、目眩、风火赤眼、糖尿病、便秘、贫血及各种出血症都有很好的辅助治疗作用。

“通血脉，开胸膈，下气调中，止渴润爆。根尤良。”

——《本草纲目》

“敛阴，和血。”

——《医林纂要》

菠菜降压宜忌

要点	宜	忌
食用方法	凉拌、炒食、做馅、煮汤	忌多食
相生相克	可与鸡蛋、大米、面粉、猪肝、猪血、芝麻、枸杞子等搭配食用	忌与豆腐、虾、钙片、牛奶同食

降压食疗效方解密

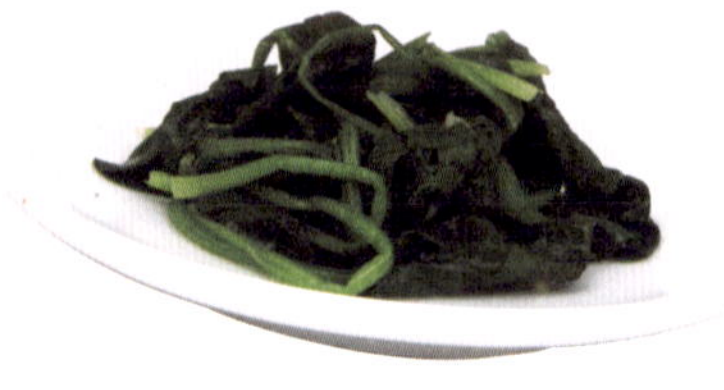

原料： 新鲜菠菜300克，香油、盐各适量。

做法： 将菠菜择洗干净，切成寸段，放入沸水中烫2~3分钟捞出，沥干水分，放入大碗内，撒上盐，淋上香油，拌匀即可。

用法： 佐餐食用，每日2次。

功效： 滋阴清热，养血止血，降血压。适宜肝阳上亢型高血压患者食用。

注意：肠胃虚寒、脾胃虚弱、尿路结石、大便溏薄、肾功能虚弱、肾炎和肾结石等患者宜少食或忌食。

绿豆粥——清热除烦，解暑降压

食物中的“降压药”——绿豆

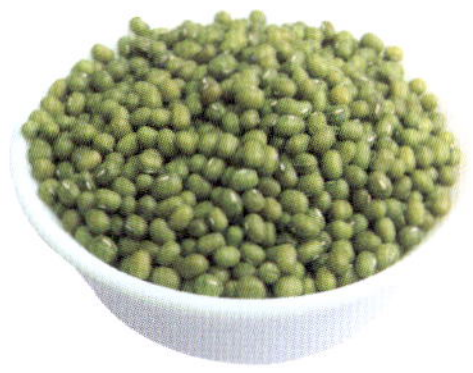

中医认为，绿豆味甘、性凉，归心、胃经，具有清热泻火、解毒保肝、清凉止渴、利水消肿的功效。夏季常食绿豆，对高血压、动脉硬化、暑湿水肿、暑热烦渴、糖尿病、肾炎有较好的治疗辅助作用。

“绿豆甘凉，煮食清胆养胃，解暑止渴，利小便，已泻痢。”

——《随息居饮食谱》

“清火化痰，疗痈肿痘烂，食之调和五脏，安精神，补元气，润皮肤，清暑解毒”

——《食药医镜》

绿豆降压宜忌

要点	宜	忌
食用方法	煮汤、煮粥、做绿豆芽，或者做成豆沙制作豆包、糕点等	忌多食；忌煮得过烂，以免降低清热解毒的功效
相生相克	可与大米、糯米、黑木耳、燕麦、南瓜、豇豆、海带、冬瓜等搭配食用	忌与鲤鱼、狗肉、榧子壳同食

降压食疗效方解密

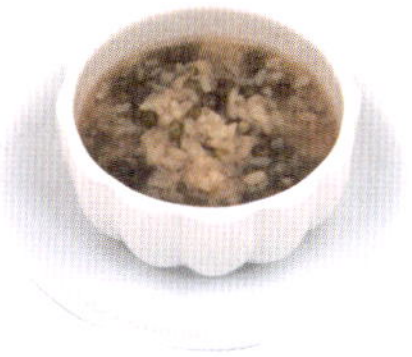

原料：绿豆50克，大米100克。

做法：1.绿豆洗净，用冷水浸泡1小时，与淘洗干净的大米一起放入锅中，加入适量清水，大火烧沸后，转小火煮至熟烂即可。

用法：早晚餐温热服食，尤其适宜夏季食用。

功效：清热除烦，解暑降压。适宜夏季心肝火旺的高血压患者及临界高血压患者食用。

注意：素体虚寒、脾胃虚寒泄泻者忌食。

桃仁粥——活血通络，祛瘀止痛

食物中的"降压药"——桃仁

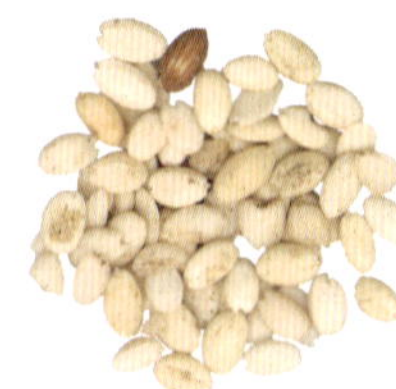

中医认为，桃仁味苦、甘，性平，归心、肝、大肠经，有活血祛瘀、润燥滑肠的功效，可辅助治疗瘀血内停型高血压、经闭、痛经、风痹、瘀血肿痛、血燥便秘等症。

"桃仁，为血瘀血闭之专药。苦以泄滞血，甘以生新血。"

——《本经逢原》

"治高血压及慢性盲肠炎，妇人子宫血肿。"

——《现代实用中药》

桃仁降压宜忌

要点	宜	忌
食用方法	煮粥、做菜、煎汤、磨粉制作糕点	忌生食及一次食用过多
相生相克	可与大米、鸡肉、红花、山楂、糯米等搭配食用	无

降压食疗效方解密

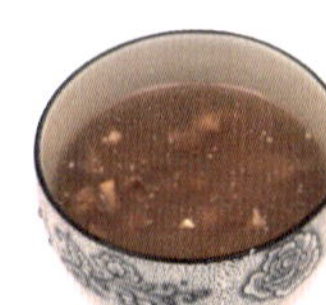

原料： 桃仁15克，大米100克。

做法： 1.把桃仁洗净，捣烂成泥。

2.大米淘洗干净后，与桃仁泥一起放入锅中，加入适量清水煮成稀粥即可。

用法： 每日1次，5~7天为一个疗程。

功效： 活血通络，祛瘀止痛。适用于瘀血内停型高血压、冠心病、心绞痛等症。

注意：孕妇及平素大便稀薄者忌用。

胡萝卜粥——滋肝明目，降压利尿

食物中的“降压药”——胡萝卜

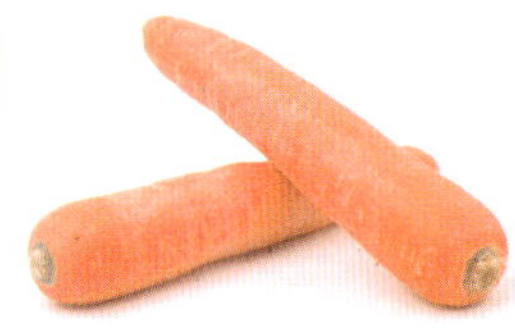

中医认为，胡萝卜味甘，性平，归肝、脾、肺经，为果、蔬、药兼用之品。经常食用，可起到滋肝明目、健脾和中、降压利尿的作用，非常适宜高血压、高血脂、冠心病、维生素A缺乏症等患者及长期熬夜、喝酒、超时工作或服用大量药物的人食用。

“下气补中，利胸膈肠胃，安五脏，令人健食，有益无损。”

——《本草纲目》

“宽中下气，散胃中邪滞” ——《日用本草》

胡萝卜降压宜忌

要点	宜	忌
食用方法	炒菜、炖汤、煮粥	忌去皮、生食或多食
相生相克	可与香菜、绿豆芽、菠菜、豌豆、猪肉、牛肉、羊肉、大米、山药、圆白菜、蜂蜜等搭配食用	忌与白萝卜、人参、西洋参、酒、醋同食

降压食疗效方解密

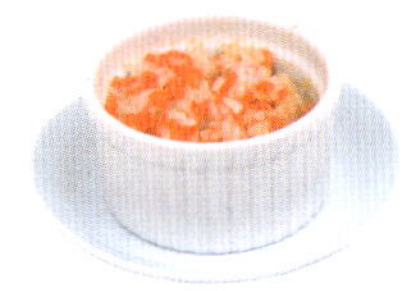

原料：胡萝卜、大米各50克。

1. 将胡萝卜洗净，切碎；大米淘洗干净。

2. 将大米、胡萝卜碎一起放入锅中，加入适量清水煮成粥即可。

用法：早晚温热服食。

功效：养肝明目，降压利尿，健脾和胃，下气化滞。对高血压、夜盲症、小儿软骨病、糖尿病、消化不良、久痢等症有较好的食疗作用。

注意：①本粥味甜易变质，需现煮现吃，不宜多煮久放。

②体弱气虚及严重的脾胃虚寒者忌食。

海带绿豆粥——清热解毒，凉血降压

食物中的“降压药”——海带

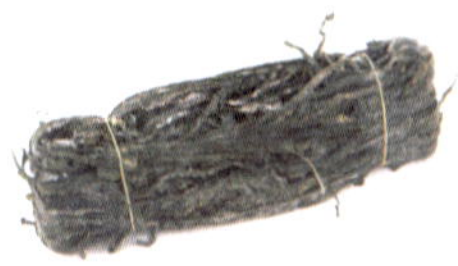

中医认为，海带味咸，性寒，归肝、胃、肾经，具有祛脂降压、利水消肿、润肠通便、软坚散结的功效。经常吃海带，可辅助治疗高血压、动脉硬化、冠心病、高血脂、肥胖病、水肿、贫血、便秘等症，并有抗癌作用。

“清热软坚，化痰利水。” ——《玉楸药解》

“昆布下气，久服瘦人，无此疾者不可食。” ——《食疗本草》

海带降压宜忌

要点	宜	忌
食用方法	凉拌、炒、炖、蒸饭、煲汤	忌多食
相生相克	可与绿豆、冬瓜、大米、决明子、豆腐、芝麻、菠菜等搭配食用	忌与橘子、山楂等酸味水果及茶同食

降压食疗效方解密

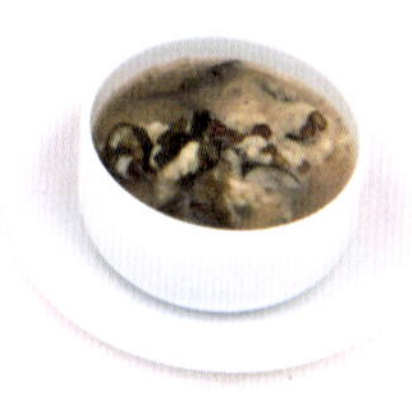

原料： 绿豆、海带、大米各50克。

做法： 1. 将海带泡发、洗净、切成小块；绿豆洗净后，用清水浸泡1小时；大米淘洗干净。

2. 将上述原料一起放入锅中，加入适量清水，大火烧沸后，转小火慢熬成粥即可。

用法： 可供晚餐食用，每日1次。

功效： 清热解毒，凉血降压。适用于原发性高血压。

注意：脾胃虚寒、甲状腺功能亢进、肠胃炎患者及孕妇忌食。

雪羹汤——清热泻火，平肝降压

食物中的“降压药”——海蜇、荸荠

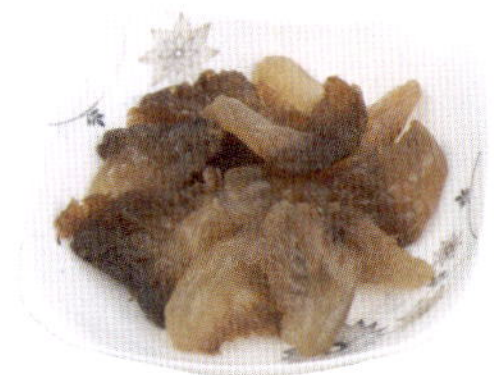

中医认为，海蜇味甘、咸，性平，归肝、肾、肺经，具有清热平肝、化痰消积、润肠通便的功效，对高血压引起的头昏脑涨、烦热口渴、大便秘结等症，以及中老年急慢性支气管炎、咳嗽哮喘、痰多黄稠等症都有较好的辅助治疗作用。

荸荠味甘，性寒，归肺、胃、肝经。味甜多汁，脆嫩可口，能做水果生食，又可作为菜肴佳品，常食可起到清热泻火、凉血生津、利尿降压的作用，可用于高血压、热病伤津、烦渴、咽喉肿痛、湿热黄疸、小便不利等症的辅助治疗。

海蜇“补心益肺，滋阴化痰，去结核，行邪湿，解渴醒酒，止嗽除烦。”

——《医林纂要》

荸荠“清心降火，补肺凉肝，消食化痰，破积滞，利藏血。”

——《本草再新》

海蜇、荸荠降压宜忌

食物	要点	宜	忌
海蜇	食用方法	凉拌、煲汤、煮粥	忌食新鲜海蜇；焯水时，水温不宜过高，五六成热即可
	相生相克	可与生姜、醋、黑木耳、荸荠、大米、洋葱、柠檬、黄瓜、白菜、萝卜等搭配食用	忌与柿子同食
荸荠	食用方法	生食、煮食、绞汁、炒食、煲汤或做磨粉制作糕点	忌带皮食用或一次食用过多
	相生相克	可与玉米、梨、黑木耳、银耳、猪肉、核桃、香菇、海蜇等搭配食用	无

降压食疗效方解密

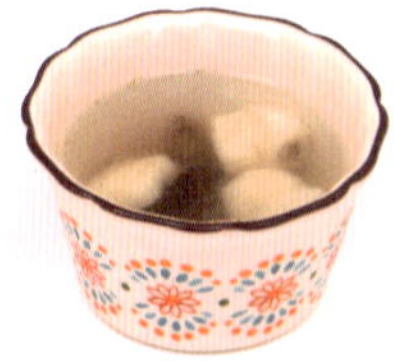

原料：海蜇头60~90克，荸荠50克。

做法：1.将海蜇头漂洗干净去咸味，切成小块。

2. 荸荠去皮，与海蜇头一起放入锅中，加入适量清水，大火烧沸后，转小火炖煮20分钟即可。

用法：可稍加醋、糖调味，每周3次，连服4周。

功效：清热化痰，平肝降压，利尿通便。适用于原发性高血压或高血压属痰浊内蕴兼有内热者，症见体形肥胖、口干咽燥、大便干结、胸闷心烦等。

注意：脾胃虚寒及血虚者忌食。

黑木耳绿豆粥——活血降压，益气除烦

食物中的“降压药”——黑木耳

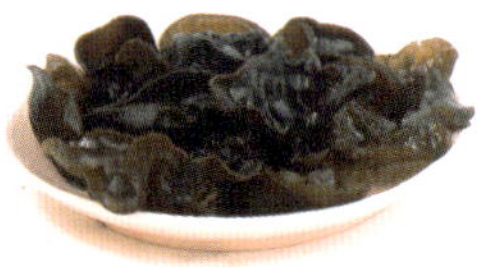

中医认为，黑木耳味甘，性平，归肝、肺、胃经，可食、可药、可补，被称为“素中之荤”。常食黑木耳，可起到补气养血、润肺止咳、活血止血、降压、抗癌的作用，特别适宜气虚血亏、高血压、心脑血管病及出血性疾病患者食用。

“利五脏，宣肠胃气拥毒气。”

——《食疗本草》

“补气耐饥，活血，治跌仆伤。凡崩淋血痢，痔患肠风，常食可瘳”

——《随息居饮食谱》

黑木耳降压宜忌

要点	宜	忌
食用方法	煲汤、凉拌、炒食、煮粥	忌浸泡时间过长，以免营养流失
相生相克	可与大枣、春笋、海蜇、豇豆、香菜、竹笋、荸荠、绿豆、鸡蛋、豆腐、洋葱等搭配食用	忌与白萝卜、青萝卜、海螺、田螺、麦冬同食

降压食疗效方解密

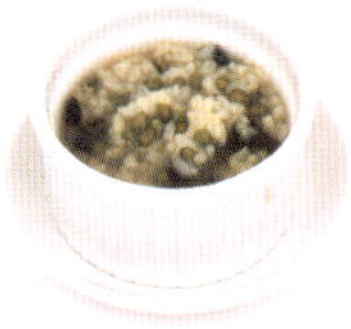

原料： 黑木耳20克，绿豆50克，大米100克，红糖30克。

做法： 1. 将黑木耳用温水泡发，择洗干净后切成碎末；绿豆淘洗干净后用清水浸泡1小时；大米淘洗干净。

2. 将绿豆、大米一起放入锅中，加入适量清水煮粥，豆开米熟烂后放入黑木耳碎末、红糖，调匀后继续煮2分钟即可。

用法： 早晚餐温热服食，每日1次。

功效： 活血降压，益气除烦。适用于肝火旺盛所致的高血压。

注意：孕妇及便溏腹泻者忌食。

麦冬海带乌鸡汤——滋阴清热，补肾益精

食物中的“降压药”——乌鸡

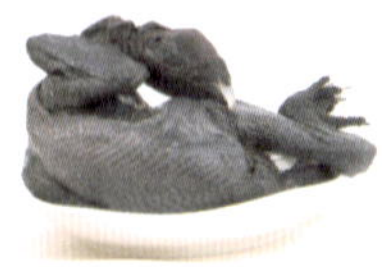

中医认为，乌鸡味甘，性平，归肝、肾经，是名贵的食疗珍禽。经常食用可起到滋补肝肾、养血益精、强筋健骨、滋阴清热、调经活血的功效，尤其适宜体虚血亏、肝肾不足、脾胃虚弱患者食用。

“平肝祛风，除烦热，益肾养阴”——《本草再新》

“乌骨鸡补血益阴，则虚劳羸弱可除，阴回热去，则津液自生，渴自止矣。”——《本草经疏》

乌鸡降压宜忌

要点	宜	忌
食用方法	煲汤	无
相生相克	可与麦冬、海带、香菇、糯米、枸杞子、黑木耳、茯苓、山药、大枣、天麻等搭配食用	忌与虾、兔肉同食

降压食疗效方解密

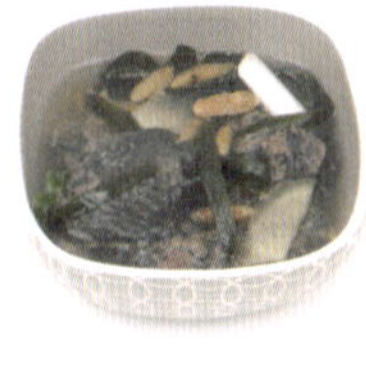

原料：净乌鸡1只（约500克），水发海带100克，麦冬15克，姜片、葱段、盐、植物油各适量。

做法：1. 将乌鸡洗净，切块，放入沸水中焯水，捞出沥干水分，备用；海带洗净，切段；麦冬去杂质，洗净。

2. 锅置火上，烧热后倒入植物油，油温至六成熟时，放入姜片、葱段爆香，放入乌鸡块、海带段、麦冬、盐，翻炒均匀后加入适量清水，大火烧沸后，转小火煲1小时即可。

用法：吃鸡肉喝汤，每日1次。

功效：滋阴补肾。适用于高血压属肾阴虚者，症见头痛、眩晕、耳鸣、头面烘热、五心烦热、腰膝酸软、心悸失眠等。

注意：感冒发热、咳嗽多痰、体胖及严重皮肤病患者忌食。

海参炒西芹——滋补肝肾，降血压

食物中的“降压药”——海参

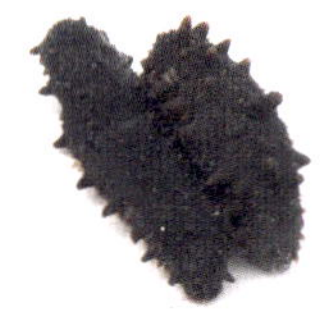

中医认为，海参味甘、咸，性平，无毒，归肾、肺、大肠经，具有补肾益精、养血润燥的功效，对精血亏损所致的高血压及虚弱劳怯、阳痿、梦遗、肠燥便秘、肺虚咳嗽咯血、肠风便血等症都有很好的辅助治疗作用。

“补肾，益精髓，摄小便，壮阳疗痿，其性温补，足敌人参，故名海参。”

——《本草纲目拾遗》

“滋阴，补血，健阳，润燥，调经，养胎，利产”——《随息居饮食谱》

海参降压宜忌

要点	宜	忌
食用方法	煲汤、煮粥、炒食、烧、蒸	泡发海参时，切莫沾污染油脂、碱、盐，否则会妨碍海参吸水膨胀
相生相克	可与羊肉、芹菜、葱、大枣、山药、鸡、南瓜等搭配食用	忌与山楂、石榴、柿子同食

降压食疗效方解密

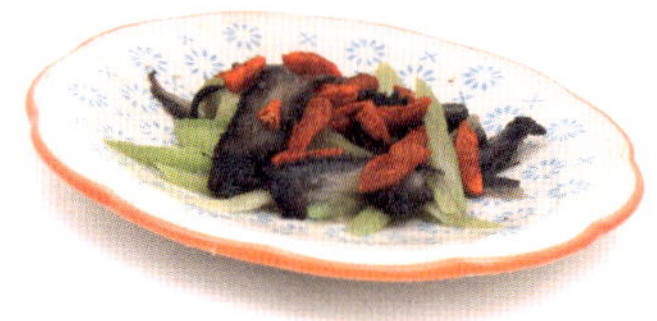

原料： 水发海参200克，西芹100克，枸杞子15克，姜、葱、盐、植物油各适量。

做法： 1.将海参去肠，洗净，顺着海参的长度切成薄片；西芹择洗干净，切段；枸杞子去杂质，洗净；姜切片，葱切段。

2.锅置火上，烧热后倒入植物油，油温六成热时，放入姜片、葱段爆香，放入海参、西芹、枸杞子和适量清水，翻炒均匀后，用小火煲25分钟即可。

用法： 佐餐食用，每日1次。

功效： 滋补肝肾，降血压。适宜肾阴亏损型高血压患者食用即可。

注意：脾胃虚弱、腹泻、伤风感冒、发热患者忌食。

大枣芦笋粥——益气养血，平肝降压

食物中的“降压药”——大枣

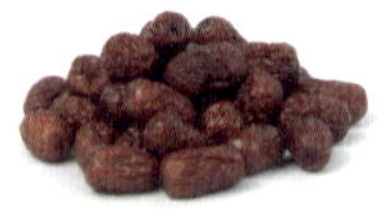

中医认为，大枣味甘，性温，归脾、胃经，每天吃几颗枣，可以起到补虚益气、养血安神、健脾和胃的作用，非常适宜气血亏虚的高血压及贫血、脾虚食少、乏力便溏的患者食用。

“温以补脾经不足，甘以缓阴血，和阴阳，调营卫，生津液。”

——《金元四大家之李东垣》

“补中益气，滋肾暖胃，治阴虚。” ——《本草再新》

大枣降压宜忌

要点	宜	忌
食用方法	生吃、煲汤、煮粥、制作糕点	忌过多食用，以免引起胃酸过多和腹胀
相生相克	可与芹菜、枸杞子、芦笋、山楂、苹果、山药、芝麻、蜂蜜、蘑菇、鸡、桂圆、排骨等搭配食用	忌与葱、海蟹、银鱼、虾皮、玄参同食

降压食疗效方解密

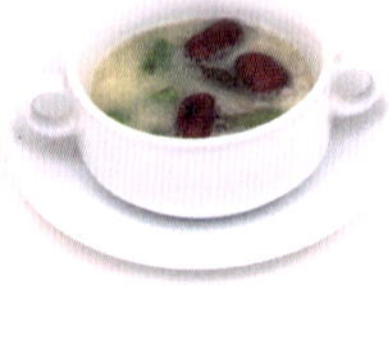

原料： 大枣10枚，鲜芦笋、大米各100克。

做法： 1. 大枣、大米分别洗净；芦笋洗净，切段。

2. 将大枣、大米一起放入锅中，加入适量清水煮粥，粥将熟时放入芦笋段，继续煮至粥熟即可。

用法： 早晚餐温热服食，每日1次。

功效： 平肝降压，益气养血。适宜气血两虚型高血压患者食用。

山药芹菜炒肉丝——健脾补血，平肝降压

食物中的“降压药”——山药

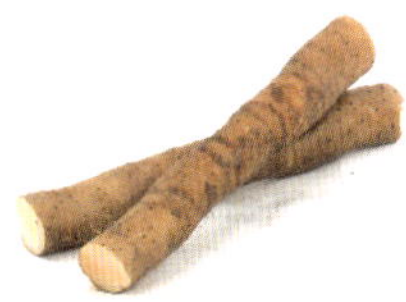

中医认为，山药味甘，性平，归脾、肺、肾经，有固肾益精、健脾补肺、补中益气、滋润血脉等功效，是补虚滋阴的佳品。经常食用山药及其相关品，对脾胃虚弱、气血亏虚所致的高血压有一定的降压作用。

“山药，能健脾补益、滋精固肾、治诸百病，疗五劳七伤。”——《本草正》

“主伤中，补虚，除寒热邪气，补中益气力，长肌肉，久服耳目聪明。”

——《神农本草经》

山药降压宜忌

要点	宜	忌
食用方法	煮粥、煲汤、入丸或散、磨粉制作糕点	忌生食
相生相克	可与蜂蜜、大枣、莲子、胡萝卜、扁豆、鸭肉、牛肉、乌鸡等搭配	忌与甘遂、碱性药物同用

降压食疗效方解密

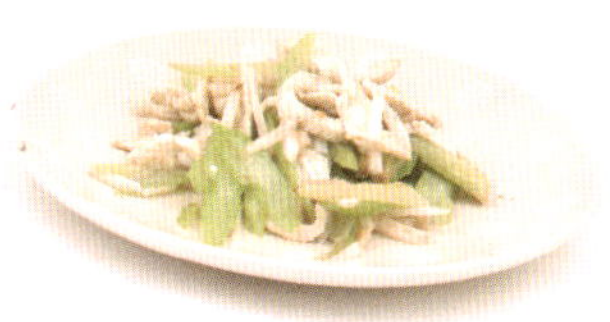

原料： 新鲜山药100克，芹菜300克，猪瘦肉50克，鸡蛋1个，生粉20克，姜、葱、盐、植物油、盐各适量。

做法： 1. 将山药去皮，洗净，切丝；芹菜择洗干净，切段；猪瘦肉洗净，切成细丝后，与鸡蛋、生粉、盐一起放入碗内，搅拌均匀；姜切丝，葱切段。

2. 锅置火上，烧热后倒入植物油，油温六成热时，放入姜丝、葱段爆香，再放入猪瘦肉丝炒匀，然后放入芹菜、山药丝、盐，翻炒至熟即可。

用法： 佐餐食用，每日1次。

功效： 健脾补血，平肝降压。适宜气血亏虚型高血压患者食用。

注意：感冒发热、燥热、便秘、肠胃积滞者忌食山药。

醋泡花生米——清热活血，降压降脂

食物中的“降压药”——醋

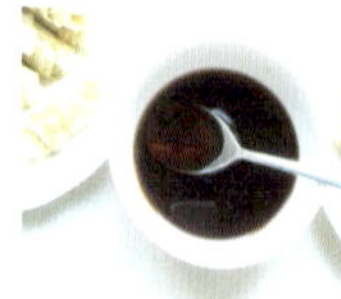

中医认为，醋味酸、苦，性温，归肝、胃经，具有养肝开胃、消食下气、降压降脂的功效。每日坚持食用一些醋，可防治高血压、冠心病、肥胖症、高血脂等症。

“生用可以消诸毒，行湿气；制用可宣阳，可平肝，敛气镇风，散邪发汗。”

——《本草再新》

“开胃，养肝，强筋，暖骨，醒酒，消食，下气辟邪，解鱼蟹鳞介诸毒。”

——《随息居饮食谱》

醋降压宜忌

要点	宜	忌
食用方法	单食、做调味料	忌多食
相生相克	可与蒜、花生米、黄豆、黑豆、土豆、白菜、鱼等搭配食用	忌与茯苓、丹参，磺胺类、碱性、抗菌素类西药，及“解表发汗”类中药同食

降压食疗效方解密

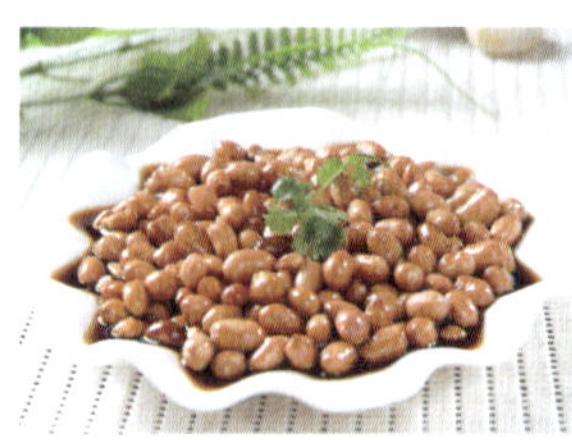

原料：生花生米200克，陈醋30毫升。

做法：将花生米放入碗中，倒入陈醋，以没过花生米为宜，浸泡7日后即可食用。

用法：每次10粒，每日2次。

功效：清热活血，降压降脂。长期坚持食用可降低血压、软化血管、减少胆固醇的堆积。

注意：①吃后一定及时漱口，否则对牙齿不利。②胃溃疡、胃酸过多、血压低、对醋过敏患者及骨折治疗、康复期的老年人忌食。③脾胃湿甚、痿痹、筋脉拘挛及外感初起者忌食。

黑芝麻粥——补肝益肾，养血益精

食物中的“降压药”——黑芝麻

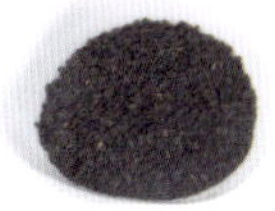

中医认为，黑芝麻味甘，性平，归肝、肾、大肠经，有补肝益肾、养血益精、益气生肌、润肠通便的功效，是药食两用的滋补圣品。经常食用一些黑芝麻，可延缓衰老，缓慢降低血压，尤其适宜肝肾阴虚型高血压患者食用。

“服至百日，能除一切痼疾。一年身面光泽不饥，二年白发返黑，三年齿落更生。” ——《本草纲目》

“治龙病、镇风，增加体力。” ——《晶珠本草》

黑芝麻降压宜忌

要点	宜	忌
食用方法	煮粥、煎汤、泡茶、制作糕点	忌生食
相生相克	可与大米、玉米、蜂蜜、桑葚、核桃、杏仁、大枣、海带等搭配食用	忌与鸡肉同食

降压食疗效方解密

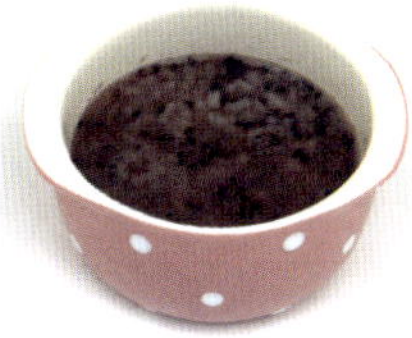

原料： 黑芝麻30克，大米100克。

做法： 1. 将黑芝麻放入炒锅中，用小火炒熟后，研碎。

2. 大米淘洗干净后，与黑芝麻碎一起放入锅中，加入适量清水熬煮成粥即可。

用法： 早晚餐温热服食，每日2次。

功效： 补肝益肾，养血益精。适宜高血压属肝肾阴虚者，症见头晕眼花、耳鸣耳聋、须发早白、贫血萎黄、腰膝酸软、四肢无力、肌肤干燥、肠燥便秘等。

注意：慢性肠炎、便溏腹泻者忌食。

桑葚芝麻粥——补肝益肾，滋阴补血

食物中的“降压药”——桑葚

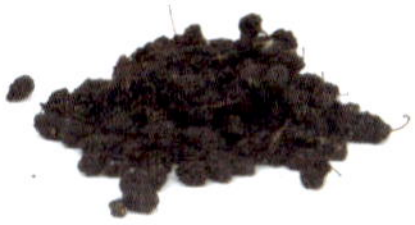

中医认为，桑葚味甘、酸，性寒，归心、肝、肾经，有补肝益肾、滋阴补血、乌发明目、生津润燥、降脂护肝的功效，对肝肾不足、血虚精亏所致的眩晕耳鸣、目暗、心悸失眠、多梦、腰酸、须发早白、津伤口渴、消渴、血虚便秘等症有很好的辅助治疗功效。

“桑葚，甘寒益血而除热，为凉血补血益阴之药。”——《本草经疏》

“滋肝肾，充血液，祛风湿，健步履，息虚风，清虚火。”

——《随息居饮食谱》

桑葚降压宜忌

要点	宜	忌
食用方法	煎汤、煮粥、熬膏、生食、榨汁、浸酒	未成熟的桑葚不宜食用
相生相克	可与黑芝麻、薏苡仁、大米、大枣、黑豆、葡萄干、蜂蜜等搭配	无

降压食疗效方解密

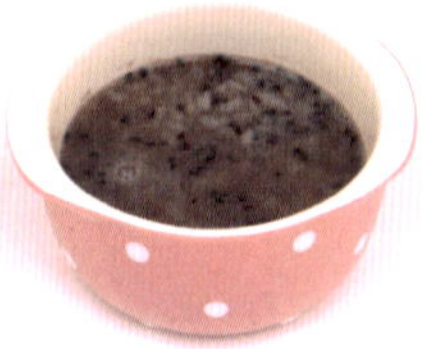

原料： 桑葚（干品，鲜品量加倍）50克，黑芝麻30克，大米100克。

做法： 1. 将桑葚、黑芝麻分别洗净，晾干后打成粉，备用。

2. 将大米淘洗干净后放入锅中，加入适量清水煮粥，粥将熟时调入桑葚黑芝麻粉，搅拌均匀后继续煮至粥熟即可。

用法： 早晚餐温热服食，每日1次。

功效： 补肝益肾，滋阴养血，降低血压。适宜肝肾阴虚型高血压患者食用。

注意：脾胃虚寒泄泻、糖尿病患者忌食。

蒜泥菠菜——滋阴润肺，养血降压

食物中的“降压药”——大蒜

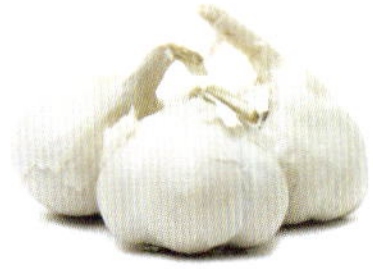

中医认为，大蒜味辛、甘，性温，归脾、胃、肺经，具有温中消食、行滞气、暖脾胃、消症积的功效。经常食用大蒜，对于中老年高血压、动脉硬化、冠心病等患者尤其适宜。

“生者辛热，熟者甘温，除寒湿，辟阴邪，下气暖中，消谷化肉，破恶血，攻冷积。”

——《随息居饮食谱》

大蒜降压宜忌

要点	宜	忌
食用方法	生食、煮食、捣泥、浸醋、煎汤	忌空腹食用；忌一次食用过多
相生相克	可与醋、菠菜、猪肉、鱼、鸡肉、黑木耳、冰糖等搭配	忌与蜂蜜同食

降压食疗效方解密

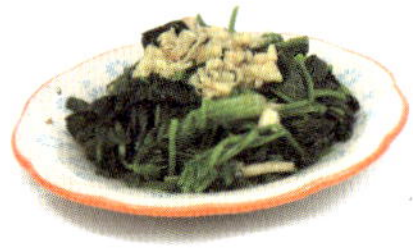

原料： 菠菜300克，大蒜15克，姜、葱、酱油、香油、盐各适量。

做法： 1.把菠菜择洗干净，放入沸水中焯熟，捞出挤干水分，备用；大蒜去皮，捣成蒜泥；姜洗净，拍碎，绞汁；葱洗净，切成葱花。

2.把菠菜放入大碗内，放入蒜泥、姜汁、葱花、酱油、香油、盐，拌均匀即可。

用法： 佐餐食用，每日2次。

功效： 滋阴润肺，养血止血，降低血压。适宜痰浊内蕴型高血压患者食用。

注意：阴虚火旺、目口舌有疾者，胃溃疡、十二指肠溃疡、肝病患者，眼病患者，正在服药的人均应忌食。

素烧冬瓜——清热化痰，利尿生津

食物中的“降压药”——冬瓜

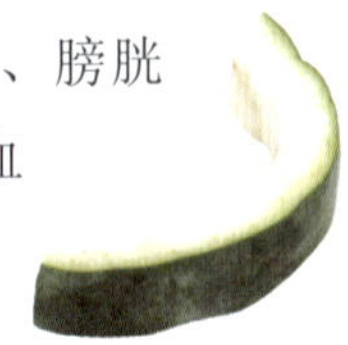

中医认为，冬瓜味甘、淡，性微寒，归肺、大小肠、膀胱经，具有清热化痰、除烦止渴、利尿消肿的功效，是高血压、冠心病、水肿、肥胖症等患者的理想食材，尤其适宜夏季气候炎热、心烦气躁、闷热不舒服时食用。

“除心火，泻脾火，利湿祛风，消肿止渴，解暑化热。”——《本草再新》

“益气耐老，除胸心满，去头面热。”——唐代食疗专家孟诜

冬瓜降压宜忌

要点	宜	忌
食用方法	炒、烧、煲汤、做馅、煮粥	忌去皮；冬瓜性凉，不宜生食
相生相克	可与海带、银耳、鸡肉、赤小豆、蘑菇、豇豆、甲鱼、鸭肉、椰子等搭配	忌与鲫鱼、海螺、山竹同食

降压食疗效方解密

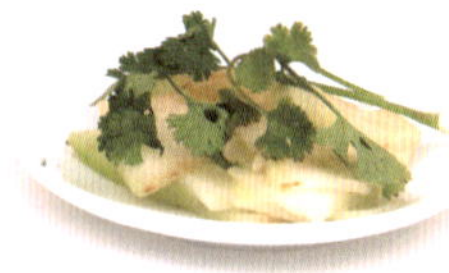

原料： 冬瓜200克，葱、植物油、盐、香菜各适量。

做法： 1.将冬瓜洗净，切成长方块；香菜择洗干净，切小段；葱洗净，切花。

2.锅置火上，烧热后倒入植物油，油温六成热时放入葱花爆香，再放入冬瓜翻炒片刻，放入盐和适量清水，加盖烧熟后撒上香菜段即可。

用法： 佐餐食用，每日1次。

功效： 清热化痰，利尿生津。适宜各型高血压患者食用。

注意：脾胃虚寒、腹泻便溏、肾脏虚寒、阳虚肢冷及寒性痛经的女性忌食。

黄豆瓜带排骨汤——清热利水，祛脂降压

食物中的“降压药”——黄豆

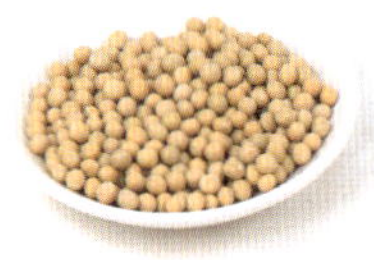

中医认为，黄豆味甘，性平，归脾、大肠经，具有健脾宽中、润燥消水、清热解毒、益气的功效，可用于脾气虚弱、消化不良、疳积泻痢、腹胀羸瘦、妊娠中毒、疮痈肿毒、外伤出血等症。大豆制品也是高血压、高血脂、动脉硬化、心脏病等心血管病患者的有益食品。

“煮汁饮，能润脾燥，故消积痢”——《本草汇言》

“宽中下气，利大肠，消水胀。治肿毒。”——《日用本草》

黄豆降压宜忌

要点	宜	忌
食用方法	炒食、炖煮、煲汤、做豆制品、做黄豆芽	忌一次食用过多，以免造成腹胀
相生相克	可与醋、小米、芹菜、海带、玉米、萝卜、花生、苦瓜、凉瓜、排骨等搭配	忌与酸奶、虾皮、菠菜同食

降压食疗效方解密

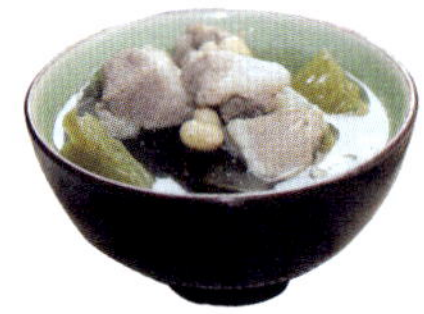

原料： 黄豆200克，海带30克，凉瓜60克，排骨100克，盐、鸡精、香油各适量。

做法： 1. 黄豆洗净，放入清水中泡2小时；海带泡发，洗净后切丝；凉瓜洗净，去瓤，切段；排骨洗净，切块。

2. 将黄豆、排骨一起放入锅内，加入适量清水煮汤，至排骨八成熟时，再加入海带、芹菜，熟后放入盐、鸡精调味，淋上香油即可。

用法： 吃菜喝汤，每日1次。

功效： 清热利水，祛脂降压。适用于各种类型的高血压患者。

注意：有消化系统疾病、肝病、肾病、痛风、低碘、疮痘者应少吃或不吃。

西瓜芹菜汁——清热除烦，平肝降压

食物中的“降压药”——西瓜

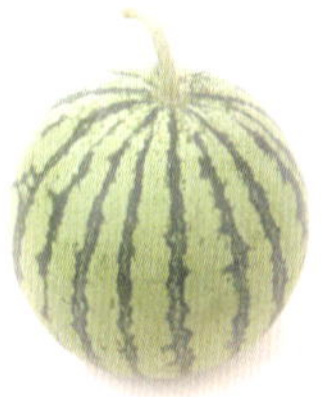

中医认为，西瓜味甘，性寒，归心、胃、膀胱经，有清热解暑、泻火除烦、利尿降压的功效。西瓜果皮、果肉、种子都可食用、药用。夏季适当多吃些西瓜，对高血压、急慢性肾炎、胆囊炎、高热不退等症有很好的食疗作用。

“消暑热，解烦渴，宽中下气，利小水，治血痢。”——《日用本草》

“主消渴，治心烦，解酒毒。”——《饮膳正要》

西瓜降压宜忌

要点	宜	忌
食用方法	西瓜皮可凉拌、炒食、煲汤；西瓜瓤可作水果食、榨汁	忌一次食用过多
相生相克	可与雪梨、芹菜、牛奶、银耳、豆腐、杏仁等搭配食用	忌与虾、山竹、羊肉同食

降压食疗效方解密

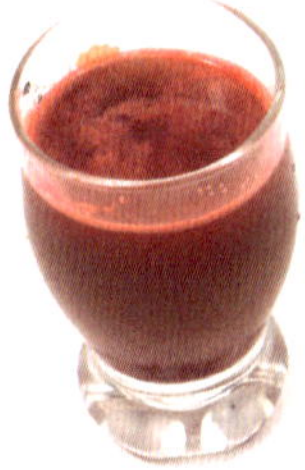

原料： 西瓜瓤300克，芹菜150克。

做法： 将西瓜瓤去子，芹菜洗净切碎，一起放入榨汁机中榨汁即可。

用法： 分早晚2次饮服，每日1剂。

功效： 清热除烦，平肝降压。适用于高血压见头昏脑涨、尿血者的辅助食疗。

注意：糖尿病、脾胃虚寒、湿盛便溏、口腔溃疡、肾功能不全者及感冒初期的患者均应忌食。

玉米炒芹菜——清肝利胆，利尿降压

食物中的“降压药”——玉米

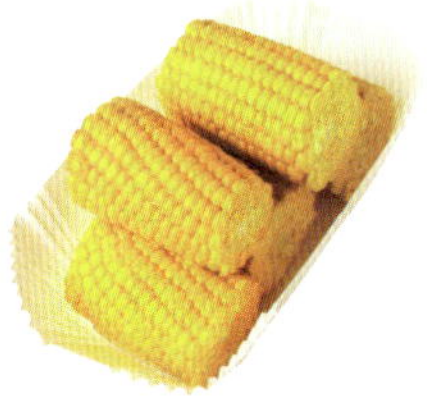

中医认为，玉米味甘，性平，归肝、胆、膀胱经，有健脾益胃、益肺宁心、清肝利胆的功效，是脾胃虚弱、气血不足的高血压、高血脂、冠心病、动脉硬化、癌症等患者的食疗保健佳品。

“调中开胃。”——《本草纲目》

“为健胃剂。煎服亦有利尿之功。”——《本草推陈》

玉米降压宜忌

要点	宜	忌
食用方法	鲜玉米可煮、蒸、做菜；玉米面可做成玉米粥、窝头、玉米饼等	忌吃烤玉米或爆玉米花
相生相克	可与鸡蛋、芹菜、洋葱、小麦、山药、豆类、排骨、鸽肉等搭配食用	忌与海螺、田螺、牡蛎同食

降压食疗效方解密

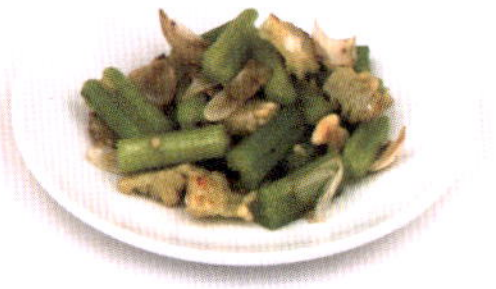

原料： 玉米、芹菜各100克，鲜百合30克，葱花、姜片、植物油、盐、鸡精各适量。

做法： 1. 将玉米洗净，切成小块；芹菜择洗干净，切段；百合洗净，掰成小瓣。

2. 锅置火上，烧热后倒入植物油，油温六成热时，放入葱花、姜片爆香，然后放入玉米、芹菜、百合、盐，翻炒至熟，放入鸡精搅匀即可。

用法： 佐餐食用，每日1次。

功效： 调中和胃，清肝利胆，利尿降压，是高血压患者的食疗佳品。

注意：腹胀、尿失禁患者忌食。

荠菜荸荠汤——健脾益胃，清热利尿，降血压

食物中的“降压药”——荠菜

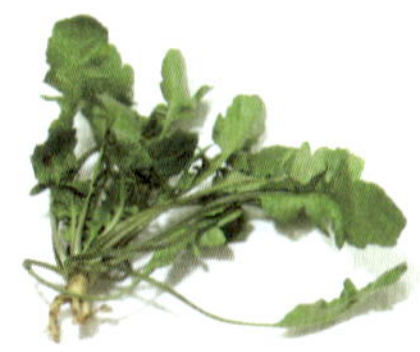

中医认为，荠菜味甘，性平，归肝、肾、脾经，具有清肝调脾、利尿降压、止血明目的功效，对高血压、头昏目痛、目赤肿痛、冠心病、夜盲症、水肿、血尿等症均有较好的食疗作用。

“主利肝气，和中。” ——《名医别录》

“凉肝明目。” ——《日用本草》

“明目，益胃。” ——《本草纲目》

荠菜降压宜忌

要点	宜	忌
食用方法	煎汤、凉拌、绞汁、炒食、煮粥、做馅	忌去根；忌久烧久煮；忌加蒜、姜、料酒调味
相生相克	可与鸡蛋、芹菜、豆腐、夏枯草、猪肉、春笋、虾等搭配食用	忌与抗凝血药同食

降压食疗效方解密

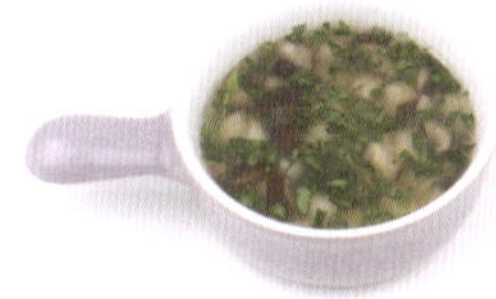

原料： 荠菜、荸荠各100克，水发香菇50克，植物油、湿淀粉、香油、盐、鸡精各适量。

做法： 1. 荠菜择洗干净，切成碎末；荸荠去皮，切丁；香菇择洗干净，切丁。

2. 锅置火上烧热，倒入植物油，油温六成热时放入荸荠丁、香菇丁，翻炒片刻后，倒入适量清水，煮沸后倒入荠菜末，继续煮10分钟，放入盐、鸡精调味，最后用湿淀粉勾芡、淋上香油即可。

用法： 佐餐食用，分2次服食。

功效： 健脾益胃，清热利尿，降血压。适用于各种类型的高血压患者。

注意：体质虚寒、便溏者慎食。

苦瓜牛奶汁——清肝降压，益气补钙

食物中的“降压药”——苦瓜

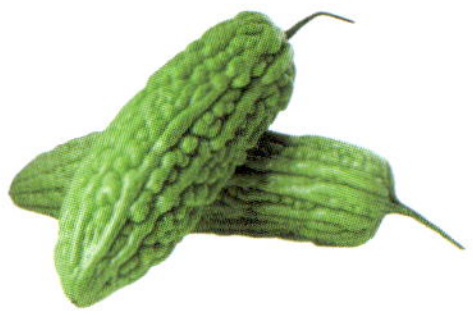

中医认为，苦瓜味苦，性寒，归肝、脾、胃经，具有滋肝养血、清热解毒、清心明目、降压降糖的功效。苦瓜的根、茎、叶、花都具有清热解毒的作用。夏季常吃些苦瓜，对心肝火旺的高血压患者可起到一定的降压作用。

“苦瓜清则苦寒；涤热，明目，清心。熟则色赤，味甘性平，养血滋肝，润脾补肾。”

——《随息居饮食谱》

“苦瓜苦寒、无毒，除邪热、解劳乏、清心明目、益气壮阳。”

——《本草纲目》

苦瓜降压宜忌

要点	宜	忌
食用方法	榨汁、凉拌、炒食、煲汤	忌一次吃得过多
相生相克	可与鸡蛋、茄子、青椒、洋葱、排骨、猪肉、鸡肉等搭配食用	忌与山竹同食

降压食疗效方解密

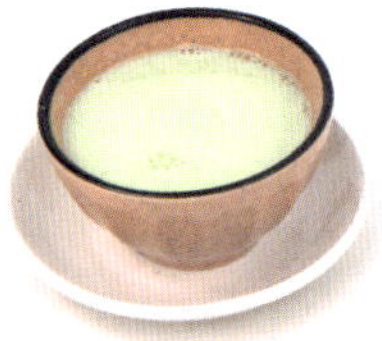

原料：苦瓜1个，牛奶200毫升，蜂蜜20克。

做法：苦瓜洗净，去籽，切碎，与牛奶一起放入榨汁机中榨汁，榨好后倒入杯中，调入蜂蜜，搅匀即可。

用法：分2~3次服用，每日1剂。

功效：清肝降压，益气补钙。适宜夏季高血压患者饮用，对兼有目赤肿痛、体质虚弱、骨质疏松症的患者尤为适宜。

注意：孕妇及脾胃虚寒者忌食。

香菇烧菜心——补脾养胃，利水降压

食物中的"降压药"——香菇

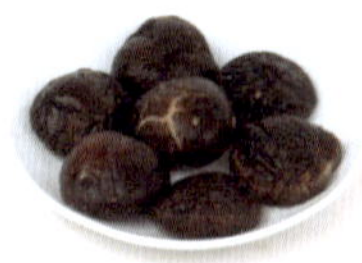

中医认为，香菇味甘，性平，归胃、肝经，具有扶正补虚、益胃和中、祛风透疹、化痰理气、解毒抗癌的功效，对正气衰弱、贫血、高血压、高血脂、食欲不振、消化不良、虚弱乏力等症都有较好的辅助食疗功效。

"大益胃气。"

——《本经逢原》

"能益气不饥，治风破血、化痰理气，益味助食，理小便不禁。"

——《本草纲目》

香菇降压宜忌

要点	宜	忌
食用方法	煮粥、煲汤、炒食	忌热水浸泡或加糖
相生相克	可与薏苡仁、木瓜、豆腐、油菜、鸡肉、猪肉、牛肉、扁豆、荸荠等搭配食用	忌与驴肉、西红柿、河蟹、鹌鹑蛋同食

降压食疗效方解密

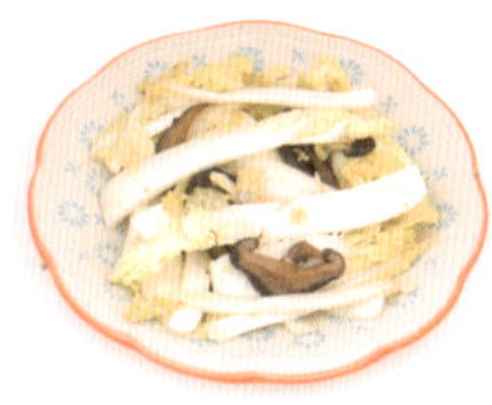

原料：水发香菇100克，白菜心300克，植物油、姜、葱、盐、料酒、鸡精、湿淀粉各适量。

做法：1. 将水发香菇择洗干净，切块；白菜心洗净，切成长条；姜洗净，切末；葱洗净，切段。

2. 锅置火上烧热，倒入植物油，油温六成热时，放入葱段、姜末爆香，放入白菜心煸炒，再放入香菇、料酒、盐、鸡精及适量清水，大火烧沸后，转小火烧至汤浓菜入味，用湿粉勾芡即可。

用法：佐餐食用。

功效：补脾养胃，清热解毒，利水降压。适用于各种类型的高血压、高血脂、动脉硬化患者，对兼有脾胃虚弱、肺热咳嗽多痰者尤其适宜。

注意：脾胃虚寒、气滞及皮肤瘙痒病患者忌食。

蜂蜜绿茶粥——清热除烦，平肝降压

食物中的“降压药”——蜂蜜

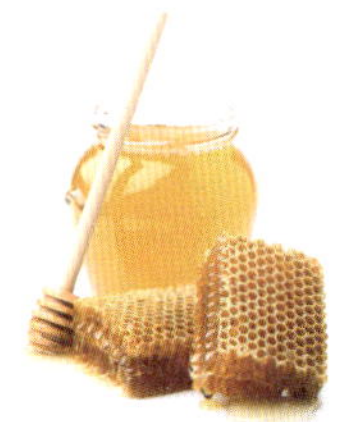

中医认为，蜂蜜味甘，性平，归脾、胃、肺、大肠经，具有清热、补中、解毒、润燥、止痛的功效。高血压、心脏病、肝病、动脉硬化和体质虚弱者，如长期服用蜂蜜，可以降低血压、保护肝脏、营养心肌、防止血管硬化，起到减轻病情、增强体质的作用。

“养脾气，除心烦，食饮不下，肌中疼痛，口疮，明耳目。”

——《名医别录》

“主心腹邪气，诸惊痫，安五脏诸不足，益气补中，止痛解毒，和百药。”

——《神农本草经》

“和营卫，润脏腑，通三焦，调脾胃。” ——《本草纲目》

蜂蜜降压宜忌

要点	宜	忌
食用方法	温水冲调，或调入温凉粥、果汁中食用	忌加热至60℃以上，以免破坏其中的营养成分
相生相克	可与牛奶、胡萝卜、梨、黄瓜、茼蒿、芹菜、绿茶、莲藕、白萝卜、百合等搭配	忌与韭菜、葱、鲫鱼、豆腐、洋葱、孜然、茶、豆浆同食

降压食疗效方解密

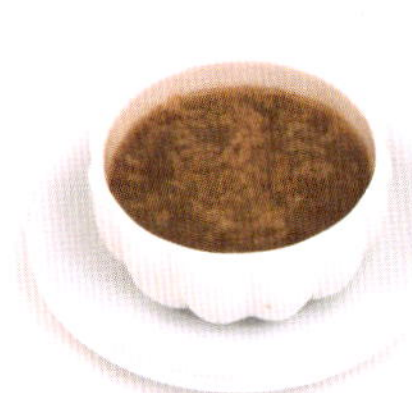

原料：蜂蜜30克，绿茶5克，大米100克。

做法：1. 将绿茶放入锅中，加水浓煎2次，每次煎10分钟，将2次的煎液混合。

2. 大米淘洗干净后放入锅中，加入适量清水煮成稠粥，粥将熟时倒入绿茶煎液，搅匀后用小火煮沸，粥稍凉后调入蜂蜜即可。

用法：早晚餐温热服食，每日1次。

功效：清热除烦，平肝降压。适用于高血压兼有烦躁、口干、便秘的患者。

注意：痰湿内蕴、脘腹胀满、糖尿病、痛风、大便不实者及婴儿忌食。

银耳山药羹——滋阴益精，凉血降压

食物中的“降压药”——银耳

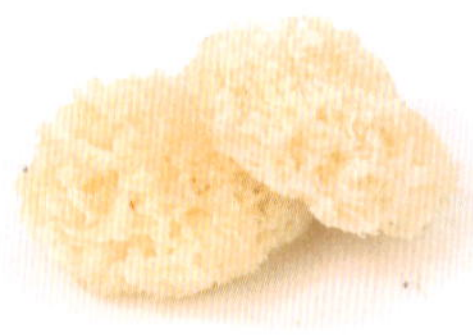

中医认为，银耳味甘、淡，性平，归肺、胃、肾经，有滋阴润肺、养胃生津、益气和血、补肾强心等功效，适用于一切老弱妇孺和病后体虚者，对高血压、血管硬化患者尤为适宜。

“润肺滋阴。”——《本草再新》

“清补肺阴，滋液，治劳咳。”——《饮片新参》

银耳降压宜忌

要点	宜	忌
食用方法	煮粥、炖羹、煲汤、炒食	忌大火煮；忌睡前食用；熟银耳忌久放
相生相克	可与山药、百合、苹果、枸杞子、莲子、冰糖、蜂蜜、菊花、墨鱼、干贝等搭配食用	忌与白萝卜同食

降压食疗效方解密

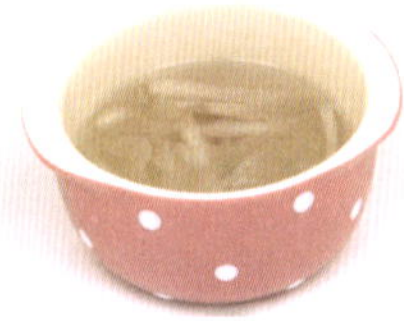

原料：水发银耳50克，鲜山药120克，蜂蜜、白糖各15克。

做法：1. 将山药去皮，洗净，切丁；银耳择洗干净，撕成小片。

2. 将山药、银耳一起放入砂锅内，加入适量清水，大火烧沸后，转小火慢炖至黏稠，放入白糖搅匀，关火，稍凉后调入蜂蜜即可。

用法：可分2次做早晚餐食用。

功效：滋阴益精，凉血降压。适用于肝肾阴虚型高血压，症见头晕目涩、口渴少津、腰膝酸软等。

注意：风寒咳嗽者及湿热酿痰致咳者忌食。

茼蒿蛋白饮——利尿降压，养心安神

食物中的“降压药”——茼蒿

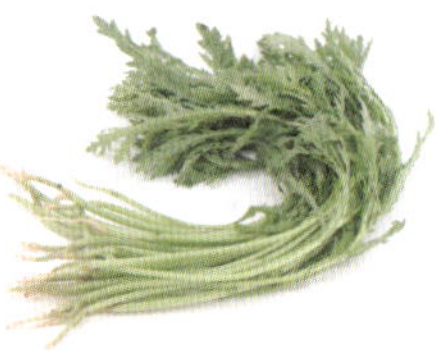

中医认为，茼蒿味辛、甘，性平，归心、脾、胃经，具有清血养心、润肺化痰、开胃健脾、降压补脑等功效。常食茼蒿，对头昏脑涨、咳嗽痰多、脾胃不和、记忆力减退、便秘的高血压患者大有裨益。

“安心气，养脾胃，消痰饮。”——《备急千金要方》

“利肠胃，通血脉，除膈中臭气。”——《得配本草》

“行肝气，治偏坠气疼，利小便。”——《滇南本草》

茼蒿降压宜忌

要点	宜	忌
食用方法	凉拌、汆汤、煮粥、炖羹、煲汤、炒食	忌久煮、久炒
相生相克	可与猪肉、鸡蛋、蜂蜜、鸡肉、大蒜、豆腐、山楂、金银花、桑叶等搭配食用	忌与柿子同食

降压食疗效方解密

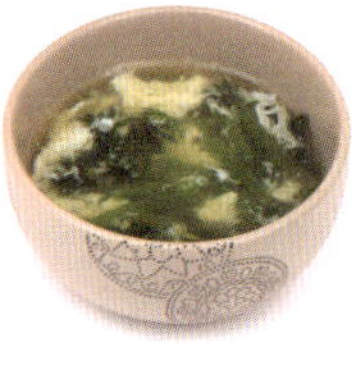

原料：鲜茼蒿250克，鸡蛋3枚，香油、盐各适量。

做法：1. 将茼蒿择洗干净，切段；鸡蛋去蛋黄，取蛋清。

2. 将茼蒿放入锅中，加入适量清水煎煮，快熟时，调入蛋清，熟后放入香油、盐，搅匀即可。

用法：佐餐食用，每日1次。

功效：利尿降压，润肺止咳，养心安神。对高血压伴有头昏脑涨、咳嗽咳痰、睡眠不安的患者有辅助治疗作用。

注意：胃虚泄泻者少食。

淡菜皮蛋粥——滋阴降火，清热除烦

食物中的“降压药”——淡菜

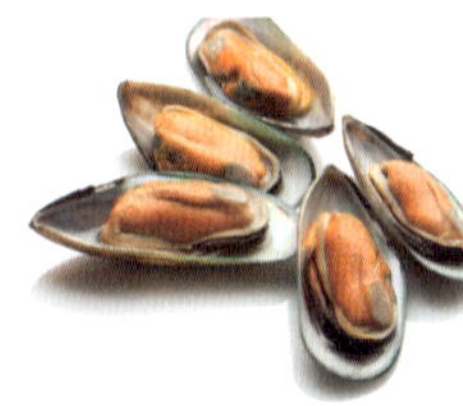

中医认为，淡菜味甘、咸，性温，归肝、肾经，有补虚除热、补肝益肾、益精补血、降低血压、软化血管的功效。尤其适宜体质虚弱、气血不足、营养不良的中老年高血压、动脉硬化、眩晕耳鸣患者食用。

“补肾，益血填精，治遗、带、崩、淋，阳痿阴冷，消渴，瘿瘤。”

——《随息居饮食谱》

“煮熟食之，能补五脏，益阳事，理腰脚气，消宿食，除腹中冷气，痃癖。”

——《日华子本草》

淡菜降压宜忌

要点	宜	忌
食用方法	带壳煮、炒，取肉煲汤、煮粥、炖菜，或者用米醋、姜末拌着吃，或者裹上面糊、蛋清油炸	忌生食
相生相克	可与排骨、鸡、萝卜、山药、冬瓜、大米、皮蛋、韭菜、芹菜、丝瓜、薏苡仁等搭配食用	无

降压食疗效方解密

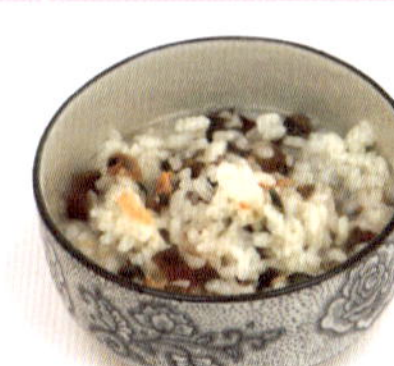

原料：淡菜30克，皮蛋1个，大米100克，盐、鸡精各适量。

做法：1. 将淡菜洗净，切末；皮蛋切丁；大米淘洗干净。

2. 将淡菜末、皮蛋丁、大米一起放入锅中，加入适量清水煮成稀粥，加盐、鸡精调味即可。

用法：可做早晚餐温热服食。

功效：滋阴降火，清热除烦。适用于高血压伴有眩晕、耳鸣的患者。

莼菜鲤鱼汤——清热平肝，利水降压

食物中的“降压药”——莼菜

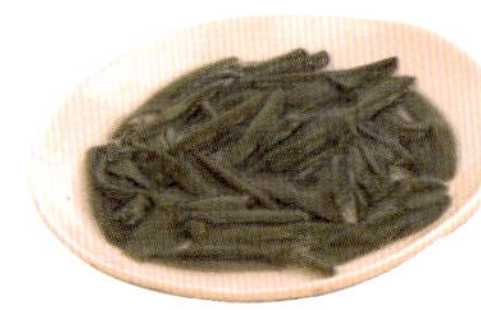

中医认为，莼菜味甘，性寒，归肝、脾经，有清热、利水、消肿、解毒的功效，以全草入药，对高血压、胃痛、呕吐、反胃、泻痢等症都有较好的辅助食疗作用。

“除烦，解热，消痰”。——《医林纂要》

“治热疸，厚肠胃，安下焦，解百药毒。”——《日华子本草》

莼菜降压宜忌

要点	宜	忌
食用方法	生食、煲汤、煮粥、绞汁	忌多食、久食
相生相克	可与鲫鱼、鲤鱼、香菇、冬笋、鸡蛋、猪肉等搭配食用	无

降压食疗效方解密

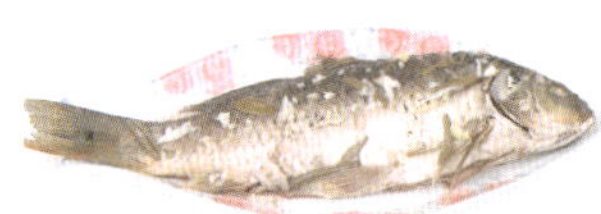

原料： 新鲜莼菜300克，净鲤鱼1条（约500克），葱、姜、黄酒、盐、鸡精、五香粉、香油各适量。

做法：

1. 将莼菜漂洗干净，放入沸水中焯一下，捞出备用；葱洗净，切成葱花；姜洗净，切末。

2. 鲤鱼洗净后，放入锅中，加入适量清水，大火烧沸后，撇去浮沫，放入黄酒、葱花、姜末，转小火煨煮至鱼肉熟烂，再放入莼菜、盐、鸡精、五香粉，搅匀后煮沸，最后淋上香油即可。

用法： 佐餐食用。

功效： 清热平肝，利水降压。适用于各种类型的高血压患者。

注意：脾胃虚寒者忌食。

香蕉粥——清热平肝，润燥滑肠

食物中的“降压药”——香蕉

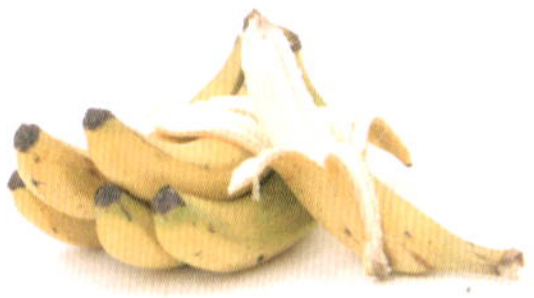

中医认为，香蕉味甘，性寒，归肝、胃、肠经，有清热解毒、润肠通便、降压利尿的功效，是高血压、冠心病、动脉硬化患者的首选水果，对口干烦躁、咽干喉痛、便秘的高血压患者尤其适宜。

“生食破血，合金疮，解酒毒；干者解肌热烦渴。”——《日用本草》

“止咳润肺解酒，清脾滑肠；脾火盛者食之，反能止泻止痢。”——《本草求原》

香蕉降压宜忌

要点	宜	忌
食用方法	生食、炖食、蒸食、煮粥	忌多食；忌空腹食用
相生相克	可与苹果、燕麦、牛奶、冰糖、大米、橘子、杏仁、玉米须等搭配食用	忌与芋头、土豆、红薯同食

降压食疗效方解密

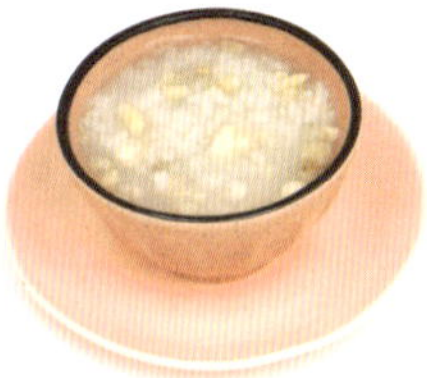

原料：熟透的香蕉2根，大米100克，冰糖5克。

做法：1. 将香蕉去皮，切成小块。

2. 大米淘洗干净，放入锅中，加入适量清水煮粥，待米半熟时放入香蕉块、冰糖，用小火熬煮至米烂即可。

用法：可做早晚餐温热服食。

功效：清热平肝，补中和胃，润燥滑肠。适用于高血压兼有便秘、口干等症的患者。

注意：脾胃虚寒、便溏腹泻、急慢性肾炎及肾功能不全者忌食。

苹果大枣粥——益气补虚，祛瘀降压

食物中的“降压药”——苹果

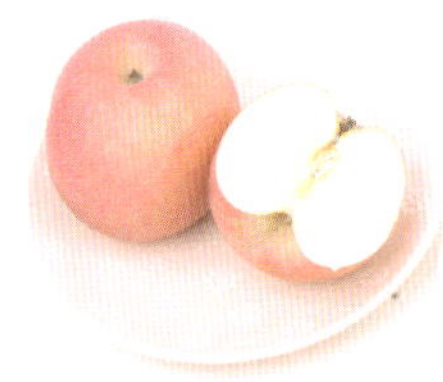

中医认为，苹果味甘、微酸，性凉，归脾、胃、肺、心经，有生津润肺、益气除烦、解暑开胃、降压降脂的功效。每天食用苹果就可以起到一定的降压作用，长期食用还有助于预防脑卒中。

“止渴，除烦，解暑，去瘀。” ——《医林纂要》

“润肺悦心，生津开胃，醒酒。” ——《随息居饮食谱》

苹果降压宜忌

要点	宜	忌
食用方法	生食、榨汁、煮粥、熬膏、碾粉、煎汤、炖肉	忌多食，以免引起腹胀；忌空腹食用
相生相克	可与银耳、香蕉、绿茶、洋葱、蜂蜜、大枣等搭配食用	忌与胡萝卜、牛奶、沙丁鱼、干贝同食

降压食疗效方解密

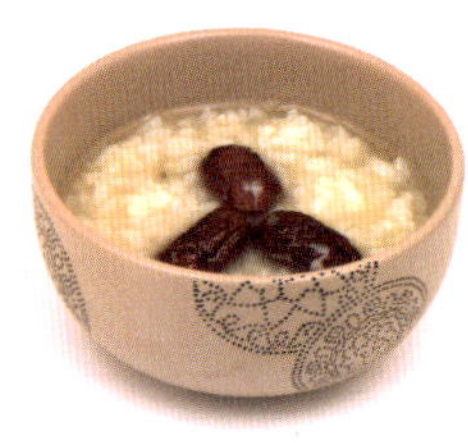

原料：成熟苹果3个（约250克），大枣20枚，大米100克。

做法：1. 将苹果洗净，去皮、核，切碎，放入榨汁机中榨成汁，备用。

2. 将大米、大枣分别洗净，一起放入锅中，加入适量清水，大火烧沸后，转中火熬煮成粥，粥将熟时倒入苹果汁液，搅匀后用小火煮沸即可。

用法：可供早晚餐温热服食。

功效：益气补虚，祛瘀降压。适用于各种类型的高血压患者。

注意：高血压合并冠心病、糖尿病、肥胖症及肾功能不全的患者忌食。

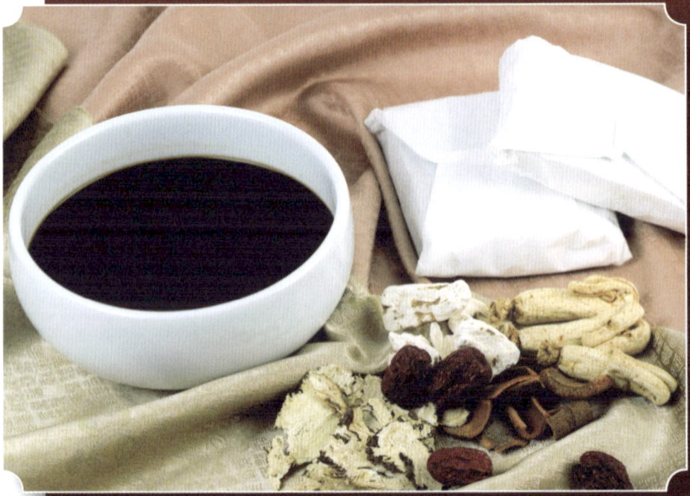

第四章　甘淡平和，平稳降血压的中药茶饮

- 22种中药材，高血压患者随取随用
- 22道中药茶，高血压患者随冲随饮
- 附上中药材降压宜忌，规避错误服用方法

菊花茶——缓解高血压、肝火亢盛所致头痛眩晕

降压特效中药材——菊花

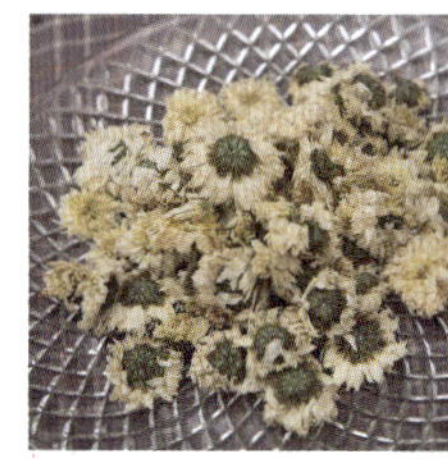

中医认为，菊花味甘、苦，性微寒，归肝、肺经，具有疏散风热、平肝明目、清热解毒的功效。如果高血压患者因肝火旺而导致头痛眩晕、目赤肿痛、眼目昏花，同时伴有烦躁易怒、两胁疼痛、脚心发热、口苦等症状时，就可以用菊花来泡茶喝。

黄茶菊："明目祛风，搜肝气，治头晕目眩，益血润容，入血分。"

白茶菊："通肺气，止咳逆，清三焦郁火，疗肌热，入气分。"

——《纲目拾遗》

菊花降压宜忌

要点	宜	忌
食用方法	泡茶、煮粥、浸酒、做菜、制作糕点，或入丸、散	忌一次食用过多
相生相克	可与银耳、山楂、槐花、决明子、枸杞子、金银花、蜂蜜、生地黄、珍珠母、葛藤等配伍应用	忌与鸡肉、芹菜、猪肉同食

降压茶饮效方解密

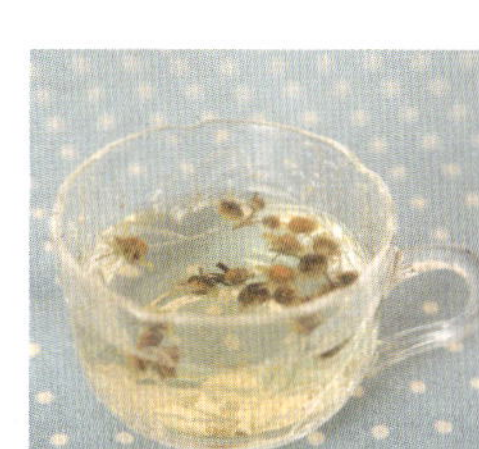

原料： 菊花3~5朵。

做法： 将菊花放入透明的玻璃杯中，用沸水冲泡，加盖闷10分钟即可饮用。

用法： 每日1剂，冲泡3~4次。

功效： 清热平肝，降血压。适用于肝火亢盛的高血压患者。

注意：痰湿型、血瘀型高血压患者及气虚胃寒、食少泄泻者忌食。

决明子茶——改善肝阳上亢所致头痛眩晕、目赤肿痛

降压特效中药材——决明子

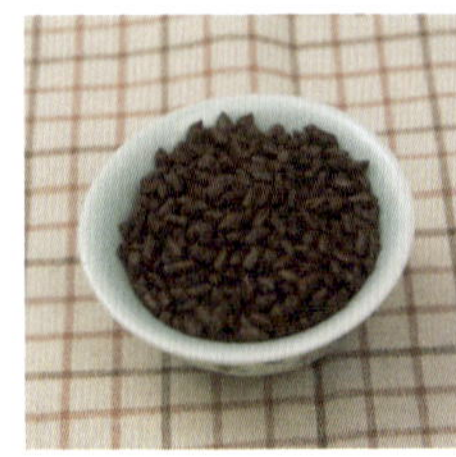

中医认为，决明子味甘、苦、咸，性微寒，归肝、肾、大肠经，具有清肝明目、清热利水、润肠通便的功效，凡肝阳上亢所致头痛眩晕、目赤肿痛等症都可以用决明子泡茶喝。

“利五脏，除肝热。” ——《药性论》

“祛风散热，清肝明目之药也。贴心胸，止吐血、衄血。做枕，统治头脑耳目一切风热诸病。” ——《本草汇言》

决明子降压宜忌

要点	宜	忌
食用方法	泡茶、煮粥、浸酒、煎汤、研末	忌一次食用过多
相生相克	可与绿茶、菊花、枸杞子、山楂、蜂蜜、龙胆草、黄芩、夏枯草、钩藤、生牡蛎等配伍应用	忌与大麻子同食

降压茶饮效方解密

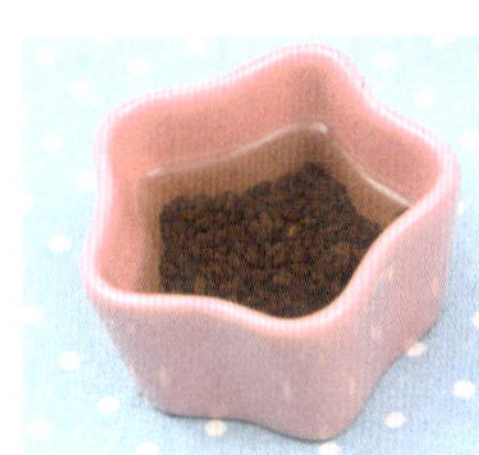

原料： 炒决明子15～20克。

做法： 将炒决明子打碎，放入杯中，用沸水冲泡，加盖闷3～5分钟后即可。

用法： 随饮随续水，直至味淡，每日1剂。

功效： 清肝明目，通便解毒，降脂降压。适用于肝火亢盛型的高血压，对兼有肥胖、高血脂、便秘、目赤肿痛的患者尤为适宜。

注意：脾胃虚寒、气血不足、体质虚弱、大便溏泄者及孕妇忌服。

玉米须茶——适用于肾炎合并高血压者

降压特效中药材——玉米须

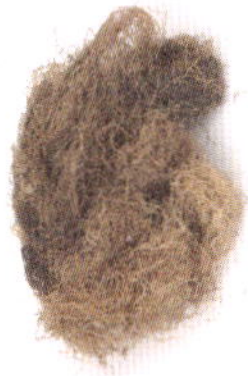

中医认为，玉米须味甘、淡，性平，归肝、肾、胆经，有利尿消肿、平肝利胆、降压降糖的功效，对高血压、糖尿病、急慢性肾炎、水肿、急性胆囊炎、胆道结石等症均有很好的食疗作用。

“能降低血压，利尿消肿。治鼻血、红崩。” ——《民间常用草药汇编》

“利尿消肿，平肝利胆。治急慢性肾炎，水肿，急慢性肝炎，高血压，糖尿病，慢性副鼻窦炎，尿路结石，胆结石，并预防习惯性流产。”

——《全国中草药汇编》

玉米须降压宜忌

要点	宜	忌
食用方法	泡茶、煎汤、煲汤、研末	不作药用时勿服
相生相克	可与绿茶、菊花、茵陈、赤小豆、冬瓜皮、西瓜皮、香蕉、黑木耳、大枣等配伍应用	无

降压茶饮效方解密

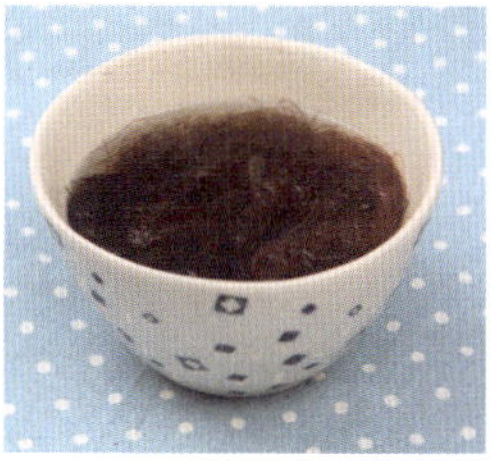

原料： 玉米须30克。

做法： 将玉米须洗净，放入砂锅中，加入适量清水，大火烧沸后，转小火煎煮20分钟，去渣取汁即可。

用法： 代茶饮，每日1剂。

功效： 利尿降压。适用于肾炎合并高血压的患者，及因高血压引起眩晕的患者。

葛根茶——有效缓解高血压引起的颈项强痛

降压特效中药材——葛根

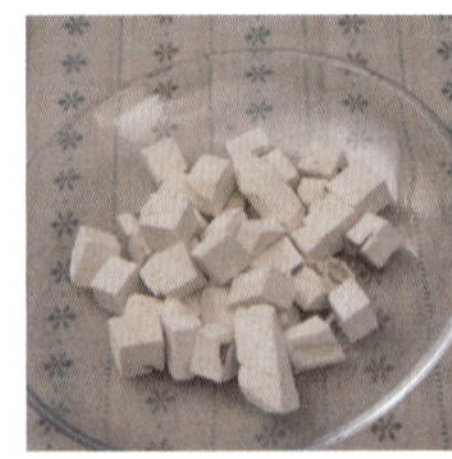

中医认为，葛根味甘、辛，性平，归脾、胃经，具有解肌退热、生津止渴、祛脂降压、升阳止泻的功效，对高血压、高血脂、高血糖及偏头痛等心脑血管病患者有很好的日常保健作用。

“主消渴，身大热，呕吐，诸痹，起阴气，解诸毒。”——《神农本草经》

“疗伤寒中风头痛，解肌，发表，出汗，开腠理。疗金疮，止痛，胁风痛。”

——《名医别录》

葛根降压宜忌

要点	宜	忌
食用方法	泡茶、煎汤、火锅、煲汤、浸酒	忌多食
相生相克	可与玉米、排骨、鲫鱼、赤小豆、鲮鱼、冬瓜、黑豆、大枣等搭配	忌与杏仁同食

降压茶饮效方解密

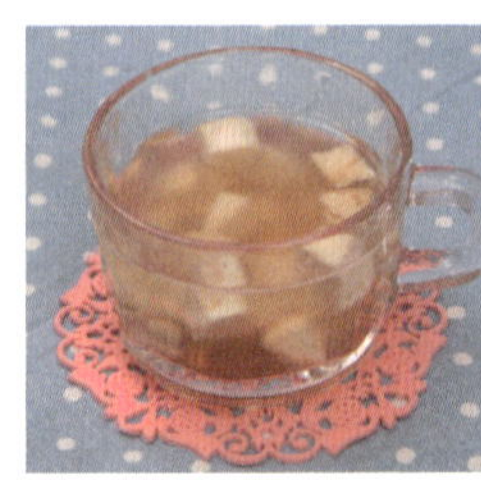

原料：葛根10~15克。

做法：将葛根洗净，切成薄片，放入砂锅中，加入适量清水，大火烧沸后，转小火煎煮20分钟，去渣取汁即可。

用法：代茶饮，每日1剂。

功效：改善脑部、颈部血液循环，可有效缓解高血压引起的颈项强直、头痛、眩晕、耳鸣等症。

罗布麻降压茶——有效缓解高血压所致的眩晕、头痛、脑涨、失眠多梦

降压特效中药材——罗布麻

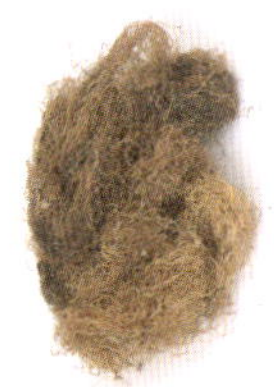

罗布麻味甘、微苦，性凉，有小毒，归肝、心、肾经，具有平心悸、止眩晕、消痰止咳、强心利尿的功效。主治高血压、眩晕、头痛、心悸、失眠、水肿、尿少等症。

"清凉泻火，强心利尿，降血压。治心脏病，高血压，神经衰弱，肾炎浮肿。"

——《陕西中草药》

"嫩叶，蒸炒揉制后代茶，有清凉去火，防止头晕和强心的功用。"

——《中国药植图鉴》

罗布麻降压宜忌

要点	宜	忌
食用方法	泡茶、煎汤	忌过量或长期服用，以免中毒
相生相克	可与绿茶、茉莉花、钩藤、菊花、甜叶菊、荷叶、玫瑰花、杜仲、银杏叶等搭配	无

降压茶饮效方解密

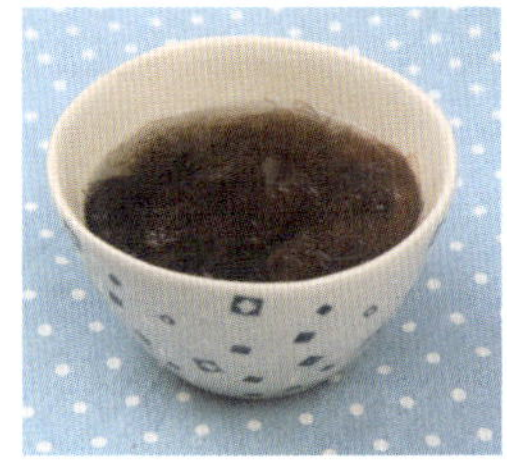

原料：罗布麻5克，茉莉花3克。

做法：将罗布麻、茉莉花一起放入杯中，用沸水冲泡，加盖闷10分钟即可。

用法：不拘时间，代茶频饮，每日1剂。

功效：平肝息风，清热解郁。可有效缓解高血压所致的眩晕、头痛、脑涨、失眠多梦、水肿等症。

注意：阴虚者慎用。

葛根钩藤茶——适宜高血压伴有头痛、烦躁、兴奋、口渴、肩背拘急者

降压特效中药材——钩藤

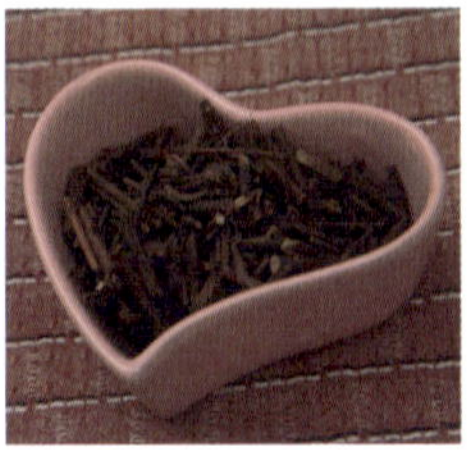

中医认为，钩藤味甘、苦，性微寒，归肝、心经，具有清热平肝、息风止痉的功效，适用于肝火上逆、肝阳上亢及肝经风热诸症，如肝火头胀痛、肝阳眩晕、热盛动风、小儿惊风等。

“舒筋除眩，下气宽中。”——《本草征要》

“钩藤，手、足厥阴药也。足厥阴主风，手厥阴主火，惊痫眩晕，皆肝风相火之病，钩藤通心包于肝木，风静火熄，则诸症自除。”——《本草纲目》

钩藤降压宜忌

要点	宜	忌
食用方法	泡茶、煎汤（宜后下），或入散剂	忌久煎
相生相克	可与黄芩、栀子、大黄、天麻、牛膝、石决明、石膏、菊花、防风等配伍	无

降压茶饮效方解密

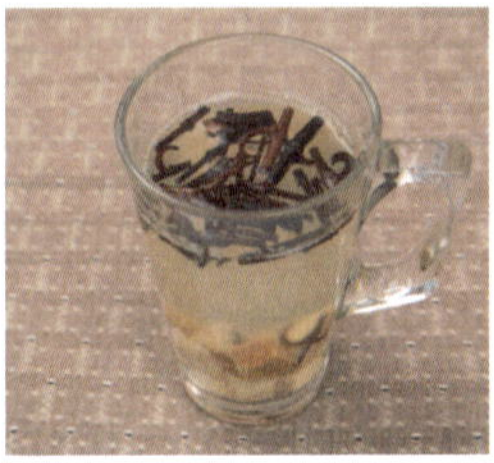

原料：生葛根15克，钩藤6克。

做法：将生葛根、钩藤一起研成粗末，放入纱布包中，再将纱布包放入杯中，用沸水冲泡，加盖闷10～20分钟即可。

用法：代茶饮，每日1剂。

功效：升清生津，平肝息风。适宜高血压伴有头痛、烦躁、兴奋、口渴、肩背拘急者。

注意：阳虚中寒者慎用。

杜仲茶——适用于高血压合并心脏病、腰痛等患者

降压特效中药材——杜仲

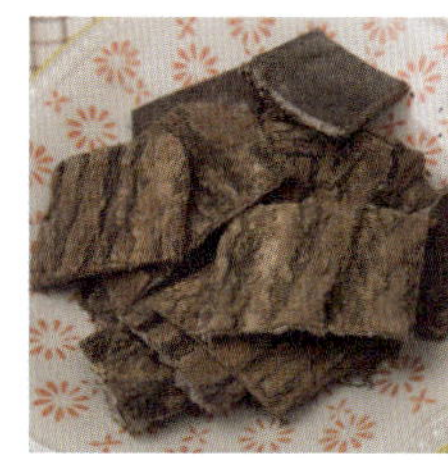

中医认为，杜仲味甘、微辛，性温，归肝、肾经，具有补益肝肾、强筋壮骨、固经安胎的功效，对肝肾不足所致的高血压、腰膝酸痛、下肢痿软、妊娠下血、胎动不安、习惯性流产等症均有较好的食疗作用。

“主腰脊痛，补中益精气，坚筋骨，强志，除阴下痒湿，小便余沥。”

——《神农本草经》

“益肝肾，养筋骨，去关节湿淫。治腰膝酸痛，腿足拘挛。” ——《玉楸药解》

杜仲降压宜忌

要点	宜	忌
食用方法	煎汤、浸酒、泡茶、入菜，或入丸、散	无
相生相克	可与牛膝、续断、补骨脂、五加皮、桑寄生、胡桃仁、金狗脊、熟地黄、人参、当归等配伍	忌与蛇皮、元参同用

降压茶饮效方解密

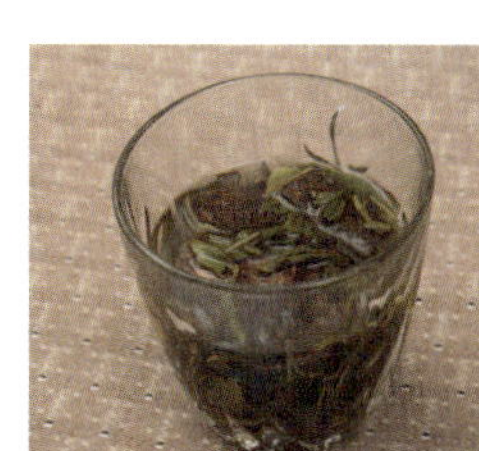

原料：杜仲叶10克，绿茶3克。

做法：将杜仲叶、绿茶一起放入杯中，用沸水冲泡，加盖闷10分钟即可。

用法：代茶饮，每日1剂，温服。

功效：补肝肾，强筋骨。适用于高血压合并心脏病、腰痛等患者。

注意：阴虚火旺者忌用。

杜仲寄生茶——适用于高血压兼有肝肾虚弱、耳鸣眩晕、腰膝酸软者

降压特效中药材——桑寄生

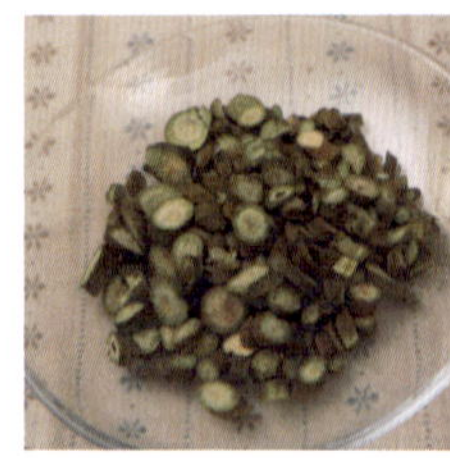

中医认为，桑寄生味苦、甘，性平，归肝、肾经，具有补肝益肾、强筋健骨、祛风逐湿、通调血脉的功效，适用于肝肾阴虚、风阳上扰所致的高血压、头晕目眩、腰膝酸痛、筋骨痿弱、风湿痹痛等症。

“消热，滋补，追风。养血散热，作茶饮，舒筋活络，浸酒祛风。”——《生草药性备要》

“治肝风昏眩，四肢麻木，酸痛，内伤咳嗽，小儿抽搐。”——《湖南药物志》

桑寄生降压宜忌

要点	宜
食用方法	煎汤、研末、浸酒、泡茶、捣汁，或入丸、散
相生相克	可与天麻、钩藤、独活、牛膝、杜仲、五加皮、续断、菟丝子、阿胶等搭配

降压茶饮效方解密

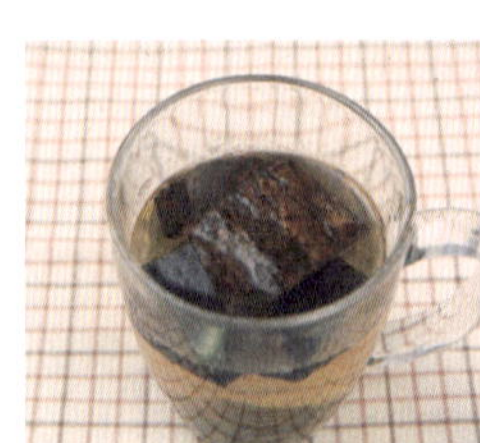

原料： 杜仲、桑寄生各15克。

做法： 将杜仲、桑寄生一起研为粗末，每次取10克，放入杯中，用沸水冲泡，加盖闷5分钟即可。

用法： 代茶饮，每次1剂。

功效： 补肝肾，强筋骨，降血压。适用于高血压兼有肝肾虚弱、耳鸣眩晕、腰膝酸软的患者。

夏枯草茶——缓解肝阳上亢型高血压引起的眩晕耳鸣、头目胀痛

降压特效中药材——夏枯草

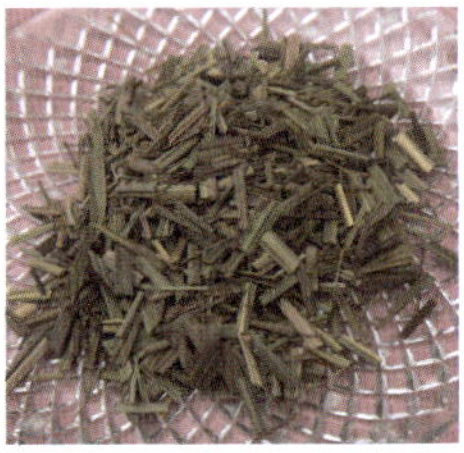

中医认为，夏枯草味苦、辛，性寒，归肝、胆经，能清肝泻火、解郁散结、消肿解毒，适用于肝阳上亢、肝火上炎所致诸症，如血压升高、头晕头痛、烦热耳鸣、目赤畏光、目珠疼痛、胁肋胀痛等。

"祛肝风，行经络，治口眼歪斜。行肝气，开肝郁，止筋骨疼痛、目珠痛，散瘰疬、周身结核。"——《滇南本草》

"为利尿药，对淋病、子宫病有效；并能治高血压，能使血压下降。"——《现代实用中药》

夏枯草降压宜忌

要点	宜
食用方法	煎汤、研末、熬膏，或入丸、散
相生相克	可与苦丁茶、野菊花、柴胡、赤芍、浙贝母、石决明、当归、白芍、玄参、连翘、牡蛎等搭配

降压茶饮效方解密

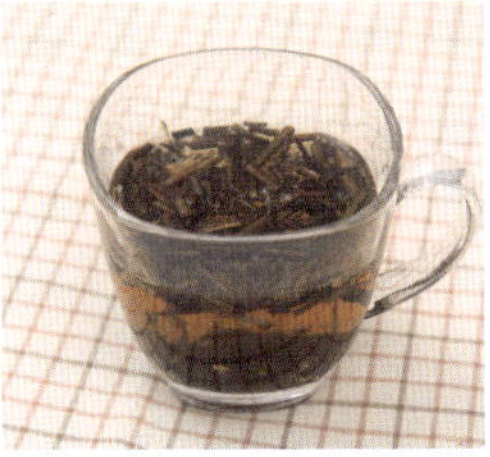

原料：夏枯草10克。

做法：将夏枯草放入杯中，用沸水冲泡，加盖闷15分钟即可饮用。

用法：代茶饮，每日1剂。

功效：清泻肝火，平肝明目。有效缓解肝阳上亢型高血压引起的眩晕耳鸣、头目胀痛等症。

注意：脾胃虚弱者忌用。

杞菊决明子茶——适用于肝火偏旺、肝阳上亢的高血压患者

降压特效中药材——枸杞子

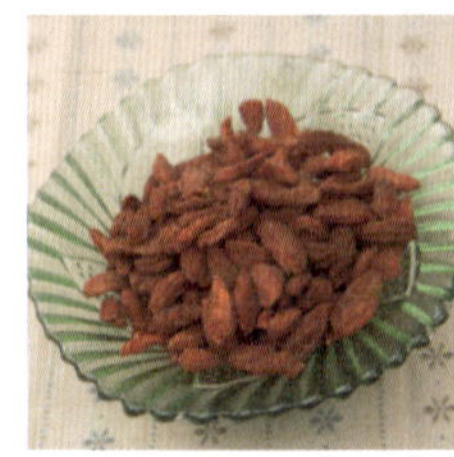

中医认为，枸杞子味甘，性平，归肝、肾、肺经，具有养肝明目、益精补肾、润肺止咳的功效，是肝肾阴虚、高血压、高血脂、动脉硬化、血虚萎黄、腰膝酸软及用眼过度者的日常保健佳品。

“枸杞子，补肾益精，水旺则骨强，而消渴、目昏、腰疼膝痛无不愈矣。”

——《食疗本草》

“疗肝风血虚，眼赤痛痒昏翳。治中风眩晕，虚劳，诸见血证。”

——《本草述》

枸杞子降压宜忌

要点	宜	忌
食用方法	煎汤、煮粥、泡茶、浸酒，或入丸、散、膏	无
相生相克	可与菊花、决明子、山楂、黄精、山药等搭配	忌与桂圆、红参、大枣等温热补品同食

降压茶饮效方解密

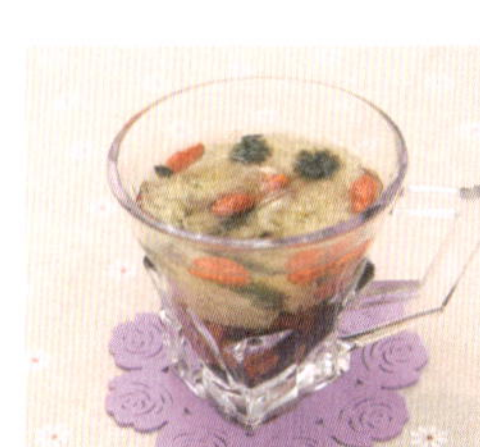

原料：枸杞子5克，炒决明子10克，菊花5朵。

做法：将上三味药一起放入杯中，用沸水冲泡，加盖闷15分钟即可饮用。

用法：代茶饮，每日1剂。

功效：清肝泻火，养阴明目，降压降脂。适用于肝火偏旺、肝阳上亢的高血压患者，症见血压增高、头晕目眩、头重脚轻、面部烘热、烦躁易怒等。

注意：外邪实热、脾虚有湿及泄泻者忌服。

山楂决明茶——适用于中老年高血压兼有肥胖、高血脂者

降压特效中药材——山楂

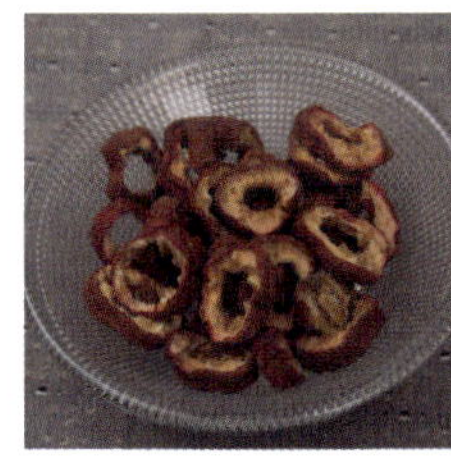

中医认为，山楂味酸、甘，性微温，归肝、脾、胃经，具有行气消滞、活血祛瘀、消食健胃、降压降脂的功效，对于中老年防治高血压、高血脂及冠心病有较好的疗效。

“化食积，行结气，健胃宽膈，消血痞气块。”——《日用本草》

“化血块，气块，活血。”——《食鉴本草》

山楂降压宜忌

要点	宜	忌
食用方法	煮粥、水煎、入丸或散	忌空腹食、生食、多食
相生相克	可与荷叶、花茶、白术、神曲、麦芽、木香、川芎、蜂蜜、决明子等搭配	忌与海产品、猪肝、胡萝卜、柠檬、维生素K_3同食

降压茶饮效方解密

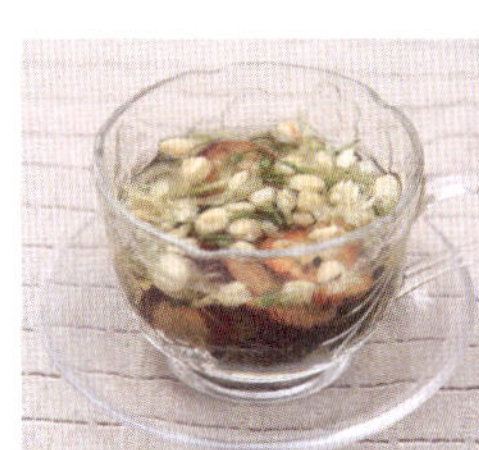

原料：山楂5克，炒决明子、花茶各3克。

做法：将上述三味药一起放入杯中，用沸水冲泡，加盖闷5分钟即可饮用。

用法：代茶饮，冲饮至味淡，每日1剂。

功效：清肝消积，化瘀消脂，降血压。对中老年高血压、高血脂、冠心病、胆囊炎、脂肪肝等症有较好的保健作用。

注意：脾胃虚弱无积滞、胃酸过多、牙病患者及孕妇忌食。

荷叶山楂茶——适用于高血压兼有高血脂症患者

降压特效中药材——荷叶

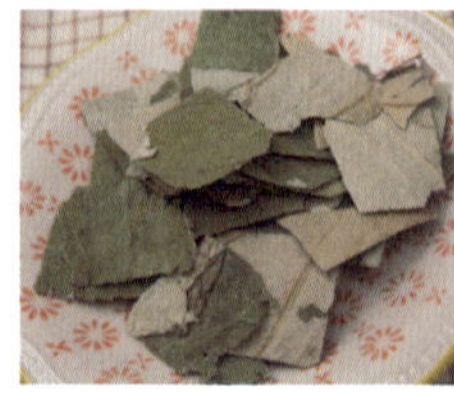

中医认为，荷叶味苦、涩，性平，归心、肝、脾经，另有消暑利湿、健脾升阳、散瘀止血的功效。夏季用荷叶泡茶喝，对防治高血压、高血脂、冠心病、暑湿泄泻、眩晕、水肿等症均有较好的保健作用。

“上清头目之风热，止眩晕，清痰，泄气，止呕，头闷疼。”

——《滇南本草》

“生发元气，裨助脾胃，涩精浊，散瘀血，清水肿、痈肿，发痘疮。”

——《本草纲目》

荷叶降压宜忌

要点	宜	忌
食用方法	煎汤、泡茶、煮粥、蒸饭，或入丸、散	忌多食
相生相克	可与山楂、绿豆、薏苡仁、莲子、西瓜皮、冬瓜、菊花、玫瑰花等搭配	无

降压茶饮效方解密

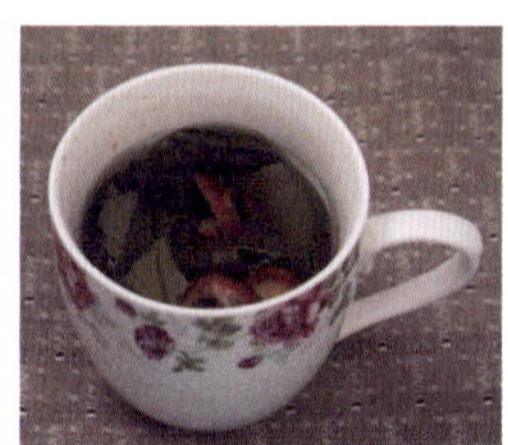

原料：荷叶12克，山楂15克。

做法：1.将山楂洗净，去籽。

2.荷叶切碎，与山楂一起放入锅中，加入适量清水煎煮20分钟，去渣取汁即可。

用法：不拘时，代茶饮，每日1剂。

功效：活血化瘀，健脾化滞。适用于高血压兼有高血脂患者。

注意：体瘦气血虚弱者慎服。

莲子心茶——缓解心肝火旺引起的高血压性头晕、心悸、失眠

降压特效中药材——莲子心

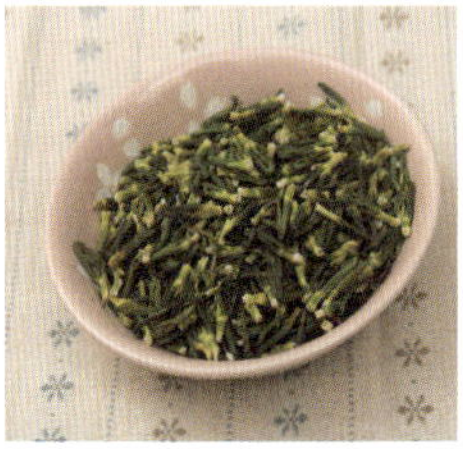

中医认为，莲子心味苦，性寒，有清热泻火、清心安神、降压强心的功效。夏季用莲子心泡茶喝，对高血压、烦热失眠、暑热烦渴、心烦神昏等症都有很好的保健作用。

“清心火，平肝火，泻脾火，降肺火。消暑除烦，生津止渴，治目红肿。” ——《本草再新》

“敛液止汗，靖热养神，止血固精。” ——《随息居饮食谱》

莲子心降压宜忌

要点	宜	忌
食用方法	煎汤、泡茶，或入散剂	忌多食
相生相克	可与夏枯草、夜交藤、麦冬、茯苓、薏苡仁、绿茶等搭配	无

降压茶饮效方解密

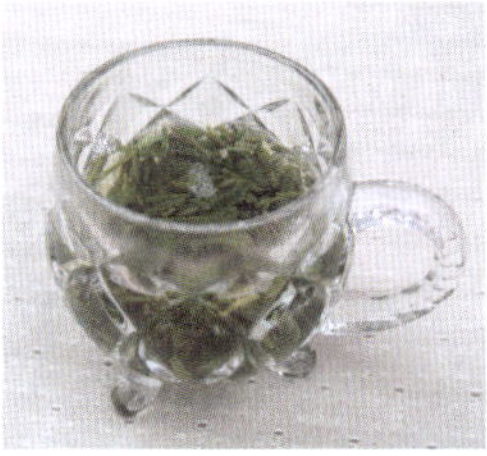

原料： 莲子心3克，绿茶10克。

做法： 将莲子心、绿茶一起放入杯中，用沸水冲泡，加盖闷5~10分钟即可饮用。

用法： 代茶饮，每日1~2剂。

功效： 清热除烦，平肝降压。可有效缓解心肝火旺引起的高血压、眩晕头痛、心烦发热、心悸失眠等症。

注意：脾胃虚寒者忌服。

槐菊茶——适用于高血压伴糖尿病患者

降压特效中药材——槐花

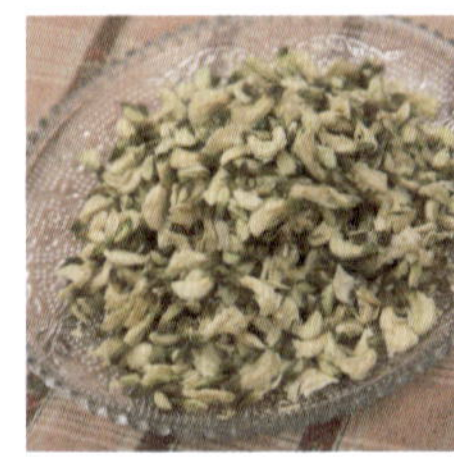

中医认为，槐花味苦，性微寒，归肝、大肠经，具有清肝泻火、明目止痛、凉血止血的功效。用槐花泡水喝，对治疗肝火头痛、目赤肿痛及各种出血症都有很好的疗效，尤其适宜肝阳上亢的高血压及有出血倾向的患者。

"泄肺逆，泻心火，清肝火，坚肾水。"——《医林纂要》

"为凉血要药。治胃脘卒痛，杀蛔虫。"——《本草求原》

槐花降压宜忌

要点	宜	忌
食用方法	煎汤、泡茶，或入丸、散	忌多食
相生相克	可与菊花、绿茶、桑叶、黄芩、大黄、马齿苋、生地黄、熟地黄等搭配	无

降压茶饮效方解密

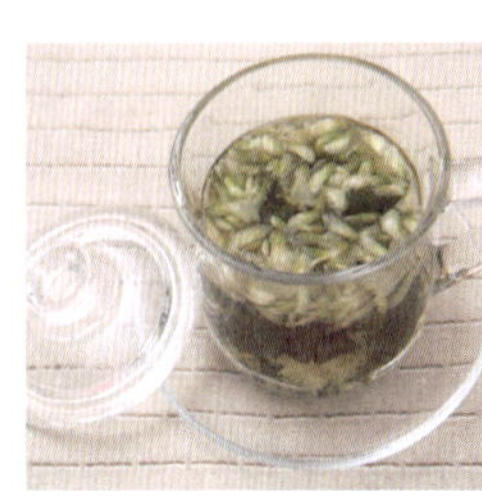

原料：槐花、菊花、绿茶各3克。

做法：将槐花、菊花、绿茶一起放入杯中，用沸水冲泡，加盖闷5~10分钟即可饮用。

用法：代茶频饮，每日1剂。

功效：清热平肝，降糖降压。适用于肝阳亢盛之各期高血压患者，尤其适宜高血压伴糖尿病的患者饮用。

注意：脾胃虚寒及阴虚发热而无实火者忌服。

龙胆菊花茶——主治肝火上炎引起的高血压

降压特效中药材——龙胆草

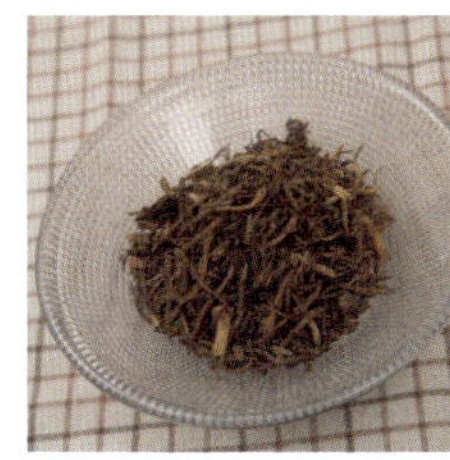

中医认为，龙胆草味苦，性寒，归肝、胆、胃经，具有清肝泻火、清热燥湿的功效，对肝胆实火引起的头胀头痛、目赤肿痛、耳聋耳肿、胁痛口苦、惊风抽搐等症有较好的保健作用。

“胆草专泻肝胆之火，主治目痛颈痛，两胁疼痛，惊痫邪气，小儿疳积，凡属肝经热邪为患，用之神妙。”——《药品化义》

“龙胆草，乃足厥阴、少阳之正药，大能泻火，但引以佐使，则诸火皆治。凡肝肾有余之火，皆其所宜。”——《本草正》

龙胆草降压宜忌

要点	宜	忌
食用方法	煎汤、泡茶，或入丸、散	忌多服、久服、空腹服
相生相克	可与栀子、柴胡、黄芩、草决明、菊花、木贼、槐花、绿茶、黄连、牛黄、钩藤等搭配	无

降压茶饮效方解密

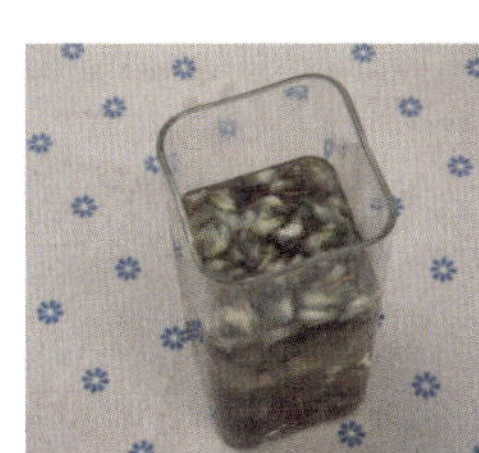

原料：龙胆草5克，菊花、槐花、绿茶各3克。

做法：将上四味药研成粗末，一起放入杯中，用沸水冲泡，加盖闷30分钟即可饮用。

用法：代茶频饮，每日1剂。

功效：清泻肝火，清热明目。主治肝火上炎引起的高血压，症见眩晕、头痛、目赤肿痛、耳鸣等。

注意：脾胃虚弱作泄及无湿热实火者忌服。

桑荷茶——适宜夏季血压升高的患者

降压特效中药材——桑叶

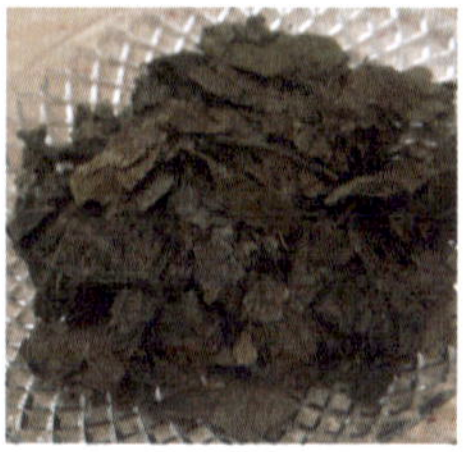

中医认为，桑叶味苦、甘，性寒，归肺、肝经，有疏散风热、清肺润燥、清肝明目的功效。用桑叶泡茶喝，可有效缓解肝经风热、肝阴不足、肝阳上亢引起的血压升高、头痛眩晕、视物昏花、目赤涩痛、流泪等症。

“滋燥凉血，止血去风，清泄少阳之气热。”——《本草分经》

“有散风清热、清肺润燥、凉血明目功能。用于风热感冒、肺热咳嗽、头痛、头昏、目赤、眩晕、血热吐血。”——《新编中药志》

桑叶降压宜忌

要点	宜	忌
食用方法	煎汤、泡茶，或入丸、散	忌多服、久服、空腹服
相生相克	可与菊花、决明子、白芍、荷叶、黑芝麻、夏枯草、车前子、牡丹皮、丹参、女贞子、枸杞子等搭配	无

降压茶饮效方解密

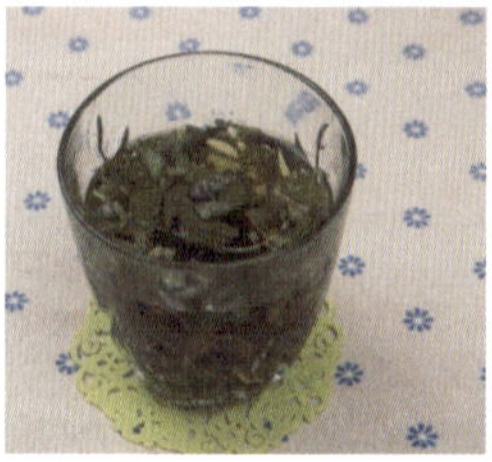

原料： 桑叶、干荷叶、绿茶各10克。

做法： 将桑叶、干荷叶搓碎或切碎，然后与绿茶一起放入杯中，用沸水冲泡，加盖闷5~10分钟即可饮用。

用法： 代茶饮，每日1剂。

功效： 清热平肝，消暑明目，降压降脂。适用于高血压、高血脂所致的头痛眩晕、耳鸣眼花、失眠等症，尤其适宜夏季饮用。

注意：脾胃虚寒者及孕妇忌服。

白芍钩藤茶——改善肝阳偏亢所致的高血压、眩晕、目赤等症

降压特效中药材——白芍

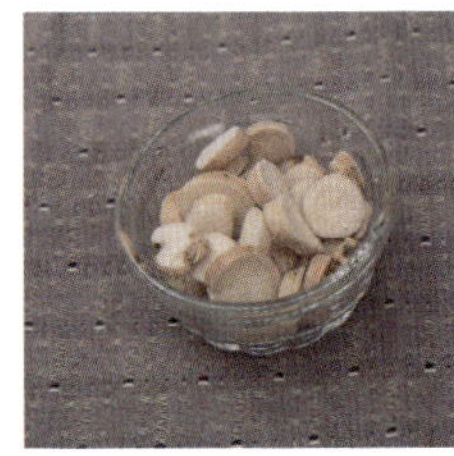

中医认为，白芍味苦、酸，性微寒，归肝、脾经，具有疏肝理气、柔肝养血、缓中止痛、敛阴止汗的功效。用白芍泡茶喝，可有效防治头痛眩晕、胸腹胁肋疼痛、血虚萎黄、月经不调等症。

“安脾经，治腹痛，收胃气，止泻利，和血，固腠理，泻肝，补脾胃。”

——《医学启源》

“泻脾热，止腹疼，止水泻，收肝气逆疼，调养心肝脾经血，舒经降气，止肝气疼痛。”

——《滇南本草》

白芍降压宜忌

要点	宜	忌
食用方法	煎汤、泡茶、煮粥、浸酒，或入丸、散	无
相生相克	可与柴胡、当归、黄芪、生地黄、甘草、川芎、黄芩、枳壳、牡蛎、木香等搭配	忌与藜芦、石斛、芒硝、消石、鳖甲、小蓟同用

降压茶饮效方解密

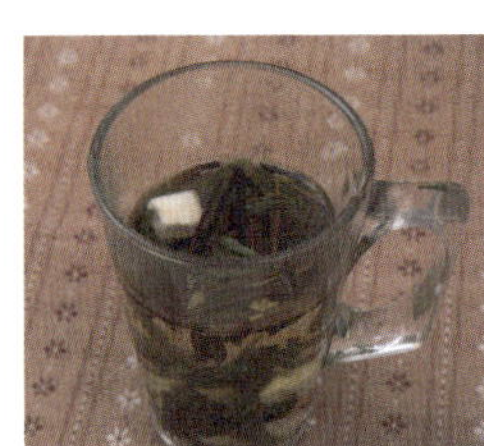

原料： 白芍5克，钩藤、绿茶各3克。

做法： 将白芍、钩藤、绿茶一起放入杯中，用沸水冲泡，加盖闷10~15分钟即可饮用。

用法： 代茶饮，冲饮至味淡，每日1剂。

功效： 柔肝清热，平肝息风。适用于肝阳偏亢所致的高血压、眩晕、目赤等症。

注意：虚寒性腹痛泄泻者以及出麻疹的小儿忌用。

首乌芍茶——适用于高血压、脑动脉硬化属肝肾阴虚者

降压特效中药材——何首乌

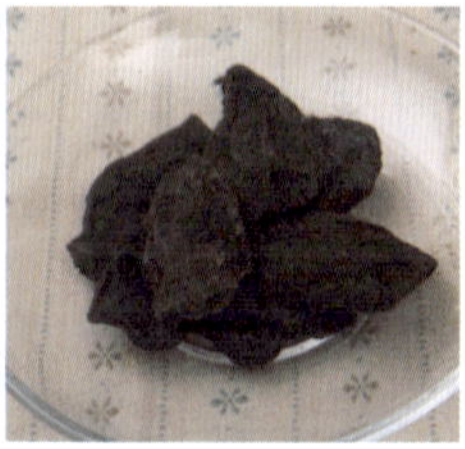

中医认为，何首乌味苦、甘、涩，性温，归肝、心、肾经，具有养血益肝、固精补肾、祛风强筋的功效。经常食用何首乌，对血虚所致的头昏目眩、心悸、失眠，肝肾阴虚所致的腰膝酸软、须发早白、耳鸣、遗精等症具有较好的保健作用。

"益肝，敛血，滋阴。治腰膝软弱，筋骨酸痛，截虚疟，止肾泻，除崩漏，解带下。"——《药品化义》

"通便，解疮毒；制熟补肝肾，益精血。"——《江西草药》

何首乌降压宜忌

要点	宜	忌
食用方法	煎汤、煲汤、煮粥、熬膏、浸酒，或入丸、散	忌用铁器煎煮
相生相克	可与大枣、乌鸡、枸杞子、黑芝麻、当归、人参、陈皮、牛膝等搭配	忌与葱、蒜、萝卜、猪肉、猪血、羊肉、羊血、无鳞鱼同食

降压茶饮效方解密

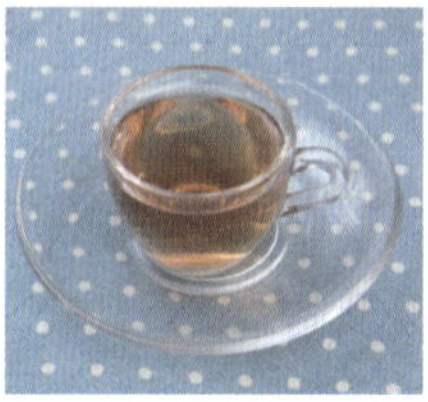

原料： 何首乌5克，白芍、绿茶各3克。

做法： 1. 将何首乌、白芍一起放入砂锅中，加入适量清水煎煮20分钟，去渣取汁。

2. 将绿茶放入杯中，用上述药液冲泡即可。

用法： 温热饮服，每日1剂。

功效： 益肝补肾，养血滋阴。适用于高血压、脑动脉硬化属肝肾阴虚者。

注意：大便溏泻及有湿痰者忌服。

竹叶桑菊茶——主治风热或肝火引起的耳鸣或耳聋

降压特效中药材——竹叶

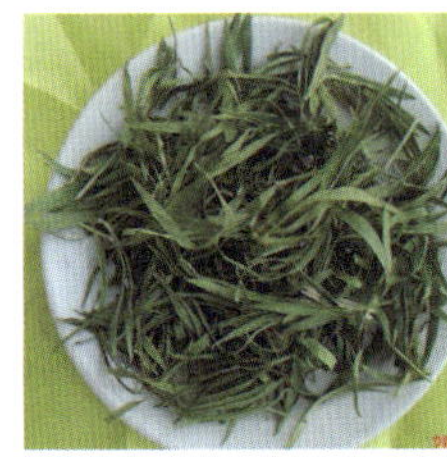

中医认为，竹叶味甘、淡，性寒，归心、胃、小肠经。夏季常喝些竹叶茶，可以起到清热除烦、生津利尿的作用，对风热或肝火引起的头昏头痛、虚烦不眠、耳鸣、耳聋等症都有很好的保健功效。

“退虚热烦躁不眠，止烦渴，生津液，利小水，解喉痹，并小儿风热惊痫。”

——《本草正》

“内息肝胆之风，外清温暑之热，故有安神止痉之功。”

——《重庆堂随笔》

竹叶降压宜忌

要点	宜
食用方法	煎汤、煮粥、入菜、浸酒
相生相克	可与生石膏、麦冬、生地黄、木通、灯芯草、桑叶、菊花等搭配

降压茶饮效方解密

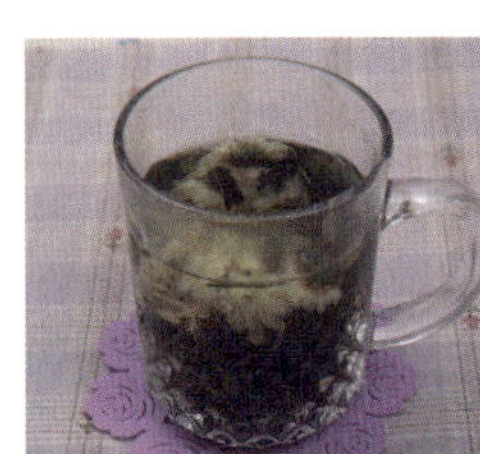

原料：苦竹叶20克，菊花、嫩桑叶各10克。

做法：将上三味药一起切碎，放入杯中，用沸水冲泡，加盖闷5~10分钟即可饮用。

用法：不拘时，代茶频饮，每日1剂。

功效：清热祛风，清心平肝。适用于肝胆火盛或风热上扰而出现的突然耳鸣或耳聋，可伴有头昏头痛、心烦少寐、耳内作痒。

注意：肾精亏虚，或清气不升的虚证耳鸣，脾胃虚寒及便溏者忌用。

酸枣仁茶——适用于阴血不足的高血压患者

降压特效中药材——酸枣仁

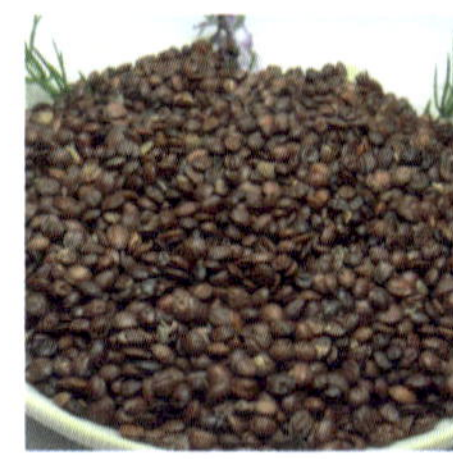

中医认为，酸枣仁味甘、酸，性平，归肝、胆、心、脾经，具有养肝益血、宁心安神、益阴敛汗的功效。用酸枣仁泡茶喝，对肝血不足所致的血压升高、虚烦不眠、惊悸多梦、心悸怔忡、体虚自汗、盗汗等症有很好的保健作用。

“主烦心不得眠，脐上下痛，血转久泄，虚汗烦渴，补中，益肝气，坚筋骨，助阴气，令人肥健。”

——《名医别录》

“平肝理气，润肺养阴，温中利湿，敛气止汗，益志，聪耳明目。”

——《本草再新》

酸枣仁降压宜忌

要点	宜	忌
食用方法	煎汤、研末、煮粥，或入丸、散	无
相生相克	可与莲子、桂圆、地黄、茯苓、甘草、知母等搭配	忌与防己同食

降压茶饮效方解密

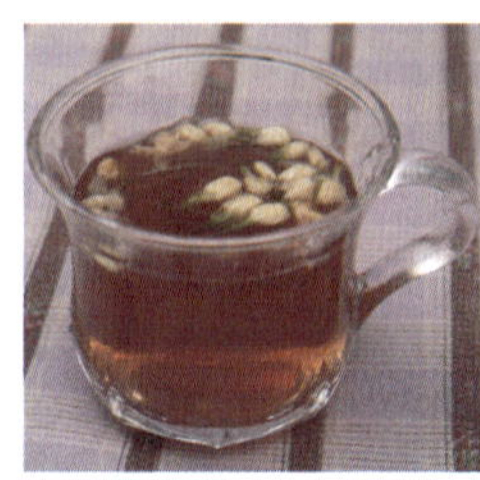

原料：酸枣仁5克，花茶1克。

做法：1. 将酸枣仁放入砂锅中，加入适量清水煎煮20分钟，去渣取汁。

2. 将花茶放入杯中，用酸枣仁煎液冲泡即可饮用。

用法：代茶饮，每日1剂。

功效：宁心安神，养肝降压。适用于阴血不足的高血压患者，症见虚烦不眠、惊悸怔忡、烦渴、虚汗等。

注意：内有实邪郁火、肾虚滑泄梦遗者忌用。

天麻茶——有效缓解高血压头痛、头晕等症

降压特效中药材——天麻

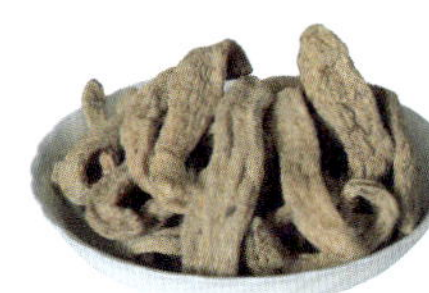

中医认为，天麻味甘、辛，性平，归肝经，具有平肝息风、祛风通络的功效，可防治肝阳偏亢或肝风上扰所致的血压升高、眩晕眼黑、头风头痛、肢体麻木、半身不遂、小儿惊风等症。

“助阳气，补五劳七伤，通血脉，开窍。”——《日华子本草》

“主头风，头痛，头晕虚旋，癫痫强痉，四肢挛急，语言不顺，一切中风，风痰。”——《本草汇言》

天麻降压宜忌

要点	宜	忌
食用方法	煎汤、研末、煮粥、浸酒，或入丸、散	忌久煎
相生相克	可与钩藤、石决明、牛膝、半夏、茯苓、白术、川芎、荆芥等搭配	忌与御风草根同用

降压茶饮效方解密

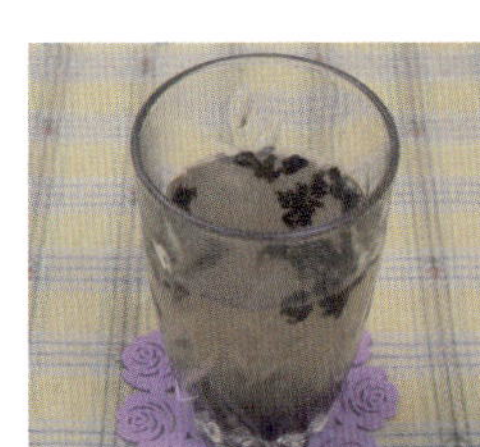

原料：天麻6克，绿茶3克，蜂蜜适量。

做法：将天麻放入砂锅中，加入适量清水煎煮20分钟，加入绿茶，继续煎2~3分钟，去渣取汁，稍凉后调入蜂蜜即可饮用。

用法：每日1剂，分2次温服，并可嚼食天麻。

功效：平肝潜阳，疏风止痛。有效缓解高血压头痛、头晕等症。

注意：津液亏虚、血虚、阴虚者忌服。

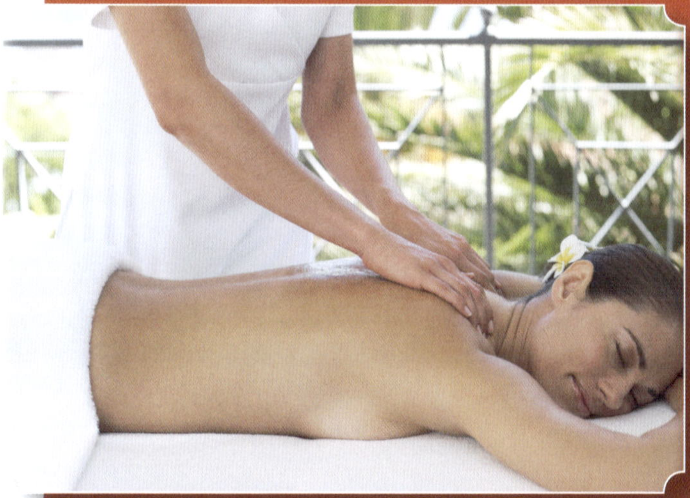

第五章　简、便、廉、验，居家自疗高血压的中医外治法

- 按摩、艾灸，有效稳定血压
- 经常梳头，醒脑明目又降压
- 自制药枕，实惠、降压又利脑
- 每天用中药材泡脚，简单有效降压法
- 每天贴敷一次，稳定、降低血压

按摩或艾灸百会穴，显著改善高血压带来的头晕、头痛

降压特效穴位——百会穴

百会穴属于督脉，为手足三阳、督脉与足厥阴肝经的交会穴，也就是说，人体各经上传的阳气都交会于此，故名百会。

百会穴与脑、肝肾都有密切的关系，按摩或艾灸百会穴，可以激发和增加体内的阳气，调节心、脑血管系统功能，起到祛风潜阳、开窍醒脑、补髓益血、升清降浊的功效，对高血压引起的头晕、头痛、中风失语、失眠、健忘等症均有很好的缓解作用。

简便取穴法

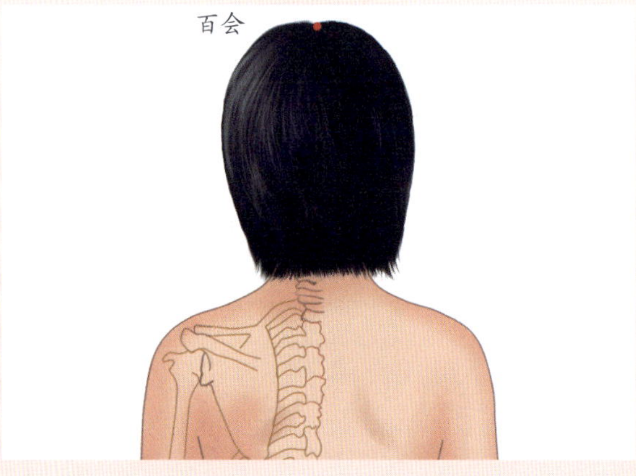

百会穴位于头顶正中央，在头顶正中线与两耳尖端连线的交点处。

方法一：将双耳向前对折，取两个耳朵最高点连线的中点，即前后正中线的交点即是。

方法二：将拇指插进耳洞中，掌心向头，四指朝上，两手中指尖相触之处即是。用指施压，穴位处会感到轻微的疼痛。

居家自疗降压法

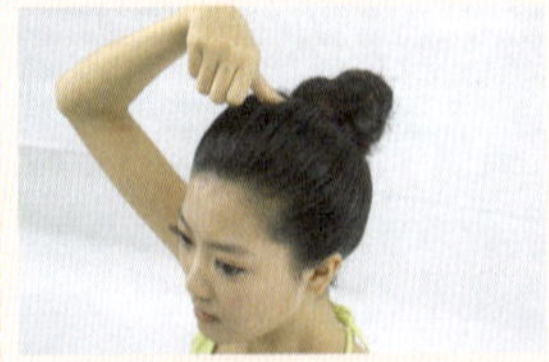

按揉百会穴

1. 按揉百会穴

操作方法：取坐位，用拇指稍用力按揉头顶中央的百会穴，每次按顺时针和逆时针方向各按揉50圈，每日2～3次，以有酸胀感为度，或每次3～5分钟，每日2次。

功效：可以疏通经络，提升督脉的阳气，宁神清脑，降低血压。高血压患者每天坚持，可以使血压稳定并降下来，有效缓解头晕、头痛等症状。

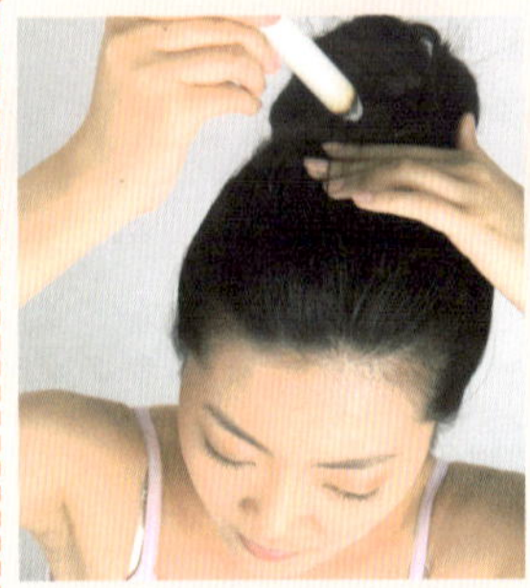

温灸百会穴

2.艾灸百会穴

操作方法：患者取正坐位，施灸者或者患者自己将百会穴处的头发分开，露出施灸部位。点燃灸条，对准百会，在距离皮肤2~3厘米处施灸，以患者有温热感而没有灼痛感为宜，每次灸5~10分钟，每3~5天灸1次。

功效：祛风潜阳、升阳补虚、降浊开窍。可显著改善肝阳上亢、肝火上炎、肝风内动高血压所致的眩晕、恶心、巅顶头痛、脑卒中、昏迷等症。

注意：①施灸者可把另一只手的食指和中指分开，放在穴位的两侧，通过自己的手指感知热度，以防烫伤。②在艾灸过程中要及时将灰掸落，不要用嘴吹艾条，要让其自然燃烧。

指压太冲穴，消气平肝降血压

降压特效穴位——太冲穴

太冲穴是肝经的原穴，原穴是发源、原动力的意思，负责调控肝经的总体气血。

肝脏的情致是怒，肝气太盛的人易生气、急躁、心烦，如果不及时疏肝平肝，就会使肝气横逆或上冲，引起血压升高。而生气、发怒的人太冲穴通常会出现异常，表现为有压痛感，温度或色泽也会发生变化。因此，通过按摩太冲穴，就可以疏解患者的情绪，心情好了，肝经舒畅了，血压自然就不高了。

简便取穴法

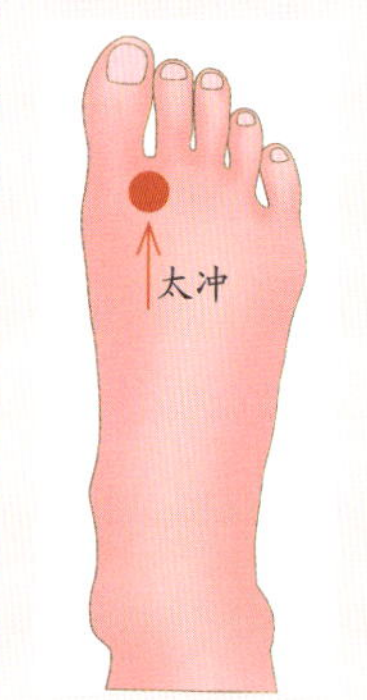

太冲穴位于足背侧，第1、第2跖骨结合部之前凹陷处，左右各一穴。

方法一：正坐，以拇指指腹沿踇趾、次趾夹缝向上移压，压至能感觉到动脉应手处，即是此穴。

方法二：从踇趾、次趾夹缝向脚背方向二横指后，即是此穴。

居家自疗降压法

按压太冲穴

操作方法：用拇指指端分别按压两侧太冲穴，每穴每次5~8分钟，按压力度可稍大，以有酸胀痛感为佳，早晚各按1次。也可以用按摩棒或牙签圆头(注意不是尖的一头)点按此穴。

功效：疏肝理气、清泻肝火、平稳情志，对烦躁易怒的高血压患者尤其适宜。

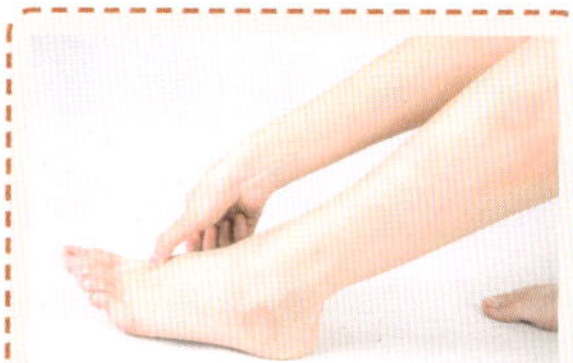

按压太冲穴

搓擦降压沟，有效稳定血压，预防并发症

降压特效穴位——降压沟

降压沟又叫耳背沟，是耳朵上的降压反应点。在中医耳穴疗法中，由于降压沟与耳郭前面的凸起（耳轮）相对应，因此又将其比喻为“人体的脊椎”。

高血压患者经常按揉降压沟，不仅能够有效降低血压，预防心脑血管并发症，还可以间接地刺激脊神经，对脏腑有一定的调理作用。

简便取穴法

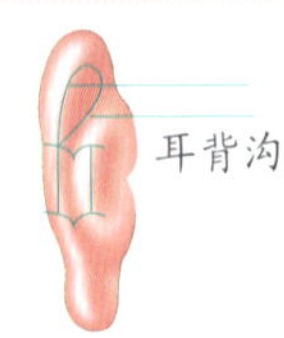

降压沟位于耳郭背面，取穴时把耳朵翻过去，由耳郭的内上方斜向外下方行走，用手摸时可以清晰地摸到一条呈“Y”字形的凹沟，即是此穴。戴眼镜的患者，眼镜腿尾部置放的位置即是降压沟。

居家自疗降压法

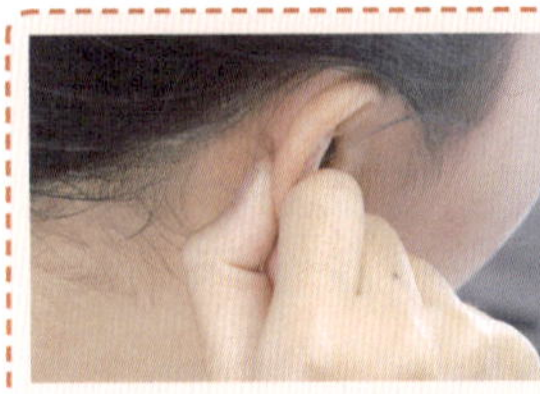
搓擦降压沟

搓擦降压沟

操作方法一：用双手拇指指腹和食指关节侧面，或将食指和中指并拢，分别夹住两耳上的降压沟，由上而下搓擦，频率以每分钟90次左右为宜，每次做3～5分钟，以穴位处红热、微微发胀为度，早晚各按摩1次。

操作方法二：可请家人帮忙，用梳子背部或棱角（只要是不尖锐的，不会造成创伤的工具都可以），沿着降压沟，从上向下轻轻地揉刮。每次揉刮3～5分钟，以穴位处红热、微微发胀为度，早晚各做1次。

功效：刺激脊神经，调理脏腑，有效降低血压，预防并发症。

注意：按摩时，可同时按摩耳郭上的其他穴位，以综合调理人体的内脏器官和神经系统，加强降压的效果。

按摩太冲、太溪、曲池穴，滋阴平肝降血压

降压特效穴位——太冲、太溪、曲池

太冲穴是肝经的原穴，可以疏肝理气，抑制肝阳，不让肝气升发太过。

太溪穴是肾经的原穴，即肾脏元气居住的地方，按摩此穴可以起到滋补肾阴、抑制肝阳的作用。

曲池穴是大肠经的合穴，大肠经经气在此处最盛，按摩此穴不仅可以疏风清热，还可以调节血管的收缩功能，有效降低血压。

简便取穴法

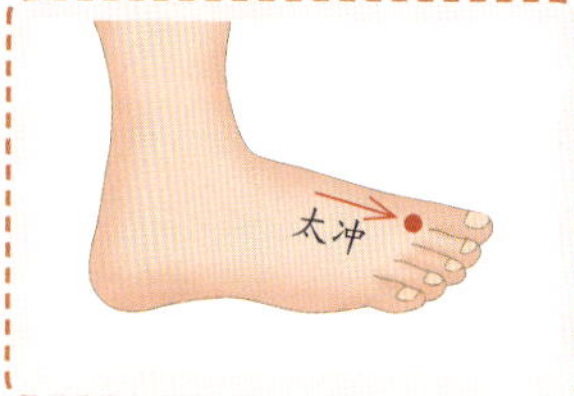

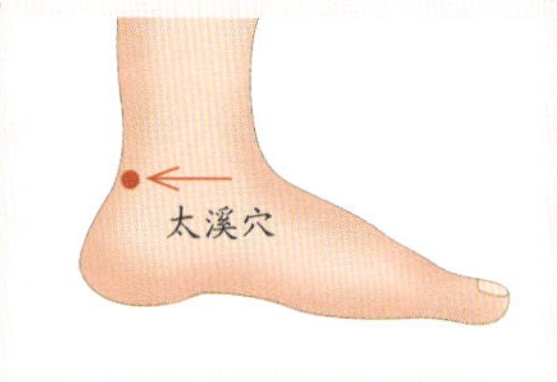

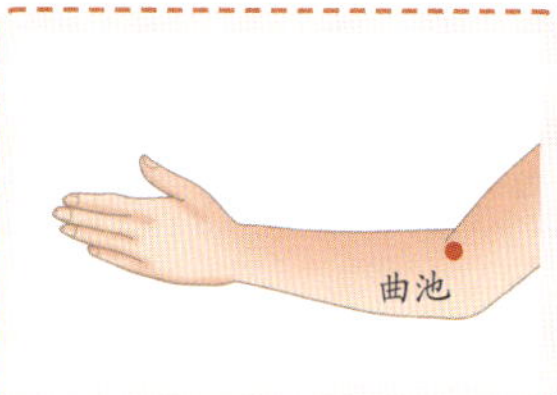

太溪穴位于足内侧，取穴时，可采用正坐位，平放足底，内踝后方与脚跟骨筋腱之间的凹陷处即是。

曲池穴位于肘横纹外侧端，取穴时，肘关节弯曲成直角，手肘的内侧有一道横纹，横纹尽处的凹陷处即是。

居家自疗降压法

按摩太冲、太溪、曲池穴

操作方法：用拇指指端分别按压两侧太冲穴，每穴每次3~5分钟，以有酸胀痛感为佳；用拇指指端分别按揉两侧太溪穴、曲池穴，每穴每次2~3分钟，以局部产生酸胀感为宜。每天早晚各做1次。

功效：滋阴清火，疏肝理气，平肝降逆。适用于肝阳上亢、肝肾阴虚型高血压患者，坚持按摩，可起到平稳血压、减少并发症的作用。

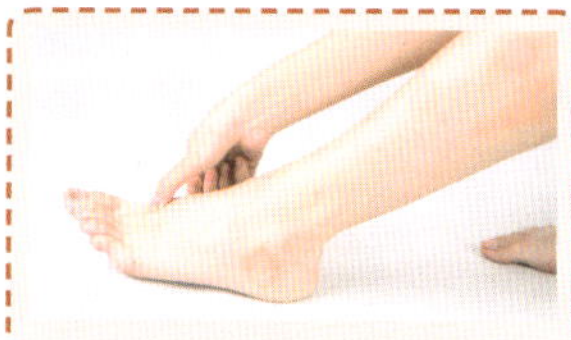
拇指按压太冲穴

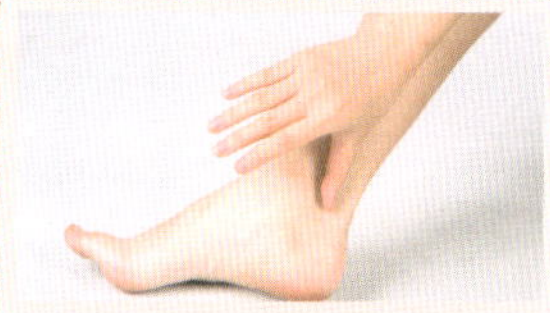
拇指指端按揉太溪穴

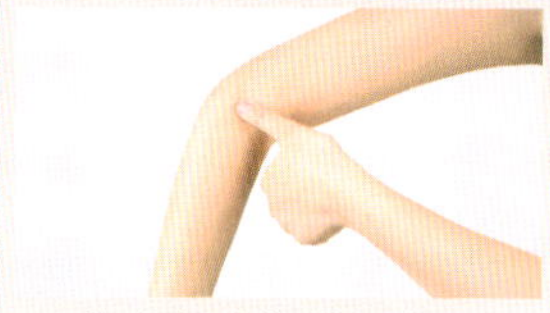
拇指指端按揉曲池穴

按揉太阳、风池穴，可清脑明目、降压止痛

降压特效穴位——太阳穴、风池穴

太阳穴属于经外奇穴，高血压患者按摩此穴可以疏风解表、醒脑明目、通络止痛。对头痛、偏头痛、眼睛疲劳、牙痛等症有疗效。

风池穴为足少阳胆经的穴位，是胆经与阳维脉的交会处，是风邪蓄积的地方，故名风池。因此，按摩此穴会起到清脑息风、聪耳明目等功效，对头痛、眩晕、眼睛疲劳、耳聋、颈部酸痛、中风偏枯、口眼歪斜等症均有疗效。

简便取穴法

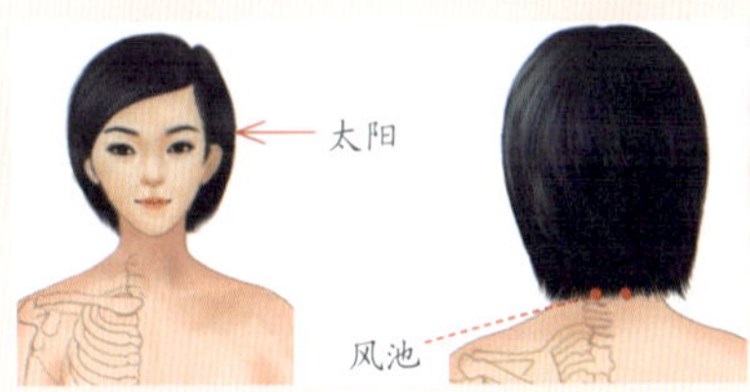

太阳穴在耳郭前面，前额两侧，外眼角延长线的上方。取穴时，在眉梢与目外眦之间，向后约一横指的凹陷处即是。

风池穴位于后颈部，两条大筋外缘凹陷中，约与耳垂齐平。取穴时，将一手拇指、中指自然放到枕骨两边，轻轻地滑动，到后枕部有明显的两个凹陷就是风池穴。

居家自疗降压法

按摩太阳、风池穴。

操作方法：用双手拇指指腹按住太阳穴，按顺时针方向按揉30~50次，以有酸胀感为佳；将双手食指和中指并拢分别按住两侧风池穴（或双手十指自然张开，紧贴枕后部，以双手拇指分别按揉两侧风池穴），按顺时针和逆时针方向各按揉60～100次，以穴位处发热且稍感酸胀为好。

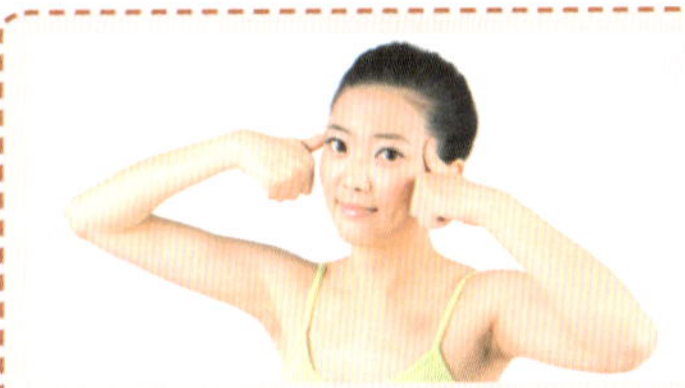
双手拇指指腹按揉太阳穴

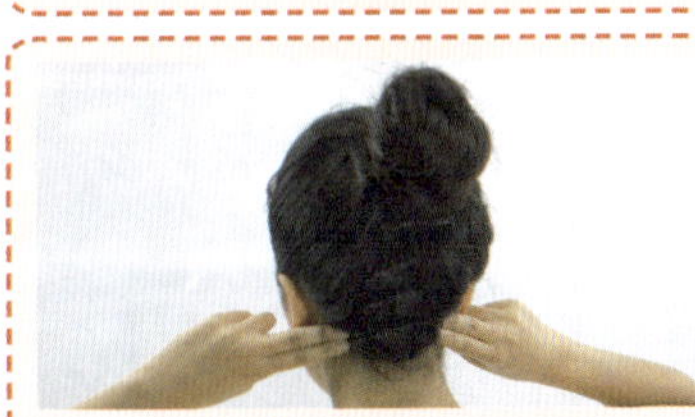
食指和中指并拢按揉风池穴

功效：醒脑明目，通络止痛。对各型高血压引起的眩晕、头痛、颈项强痛、目赤痛、头重脚轻等症均有较好的缓解作用，并能预防脑卒中。

按揉风池、曲池、合谷穴，有效清热降压

降压特效穴位——风池、曲池、合谷

风池穴又名热府，寓指水湿之气在此处受热胀散并化为阳热风气输散于头颈各部，因此，高血压患者按摩此穴，可以起到疏风清热、降低血压的作用。

曲池穴是大肠经经气最盛之处，常按此穴同样可以清热降压。

合谷穴为大肠经的原穴，属阳主表，常按此穴可升清降浊、疏风散热、镇静止痛、通经活络，有效改善头痛脊强、耳聋、偏正头疼、口眼歪斜等症。

简便取穴法

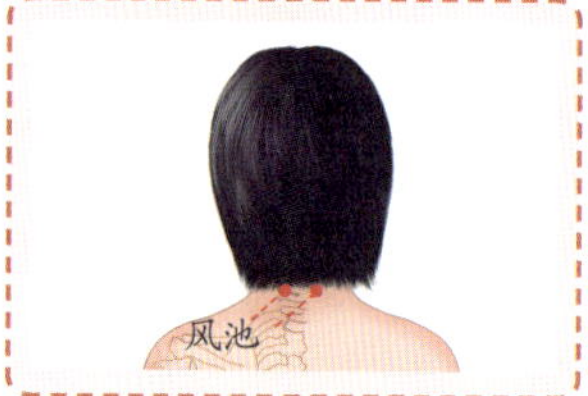

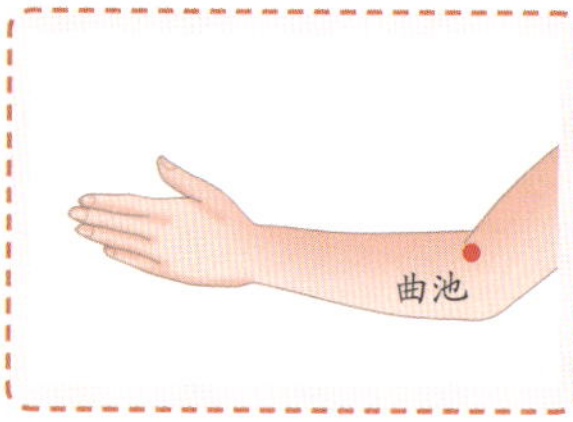

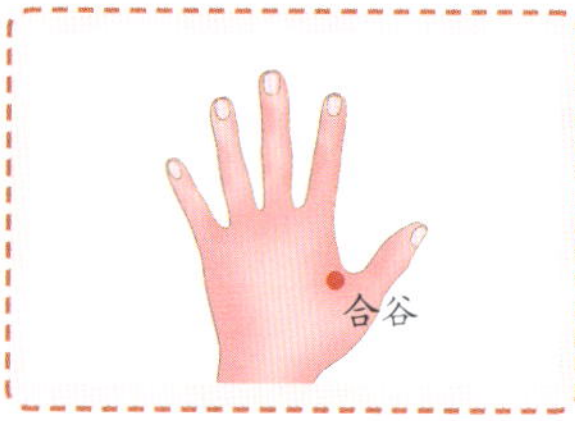

合谷穴位于手背虎口处，于第一掌骨与第二掌骨间陷中。

方法一：拇指、食指合拢，在肌肉的最高处取穴。

方法二：拇指、食指张开，以另一手的拇指第一个关节横纹放在虎口上，拇指屈曲按下，指尖所指处即是。

居家自疗降压法

按摩风池、曲池、合谷穴。

操作方法： 双手十指自然张开，紧贴枕后部，以双手大拇指分别按揉两侧风池穴，按顺时针和逆时针方向各按揉60～100次，以穴位处发热且稍感酸胀为好；用拇指指端分别按揉两侧曲池穴、合谷穴，每穴每次2~3分钟，以局部产生酸胀痛感为宜。

功效： 疏风清热，活络止痛。适用于肝火亢盛型高血压所致的眩晕、头痛、鼻出血、偏头痛等症。

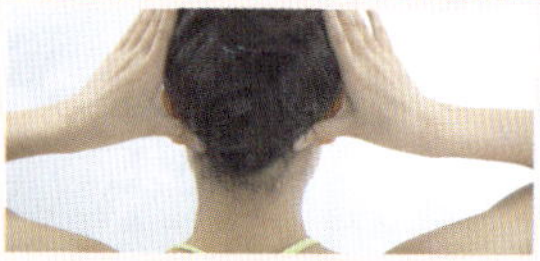

双手拇指按揉风池穴

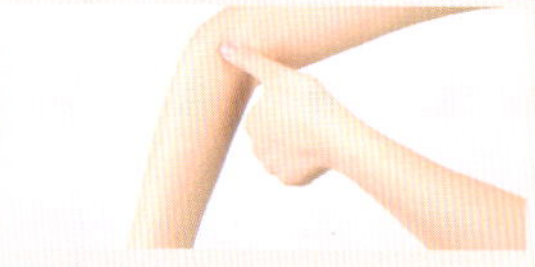

拇指指端按揉曲池穴

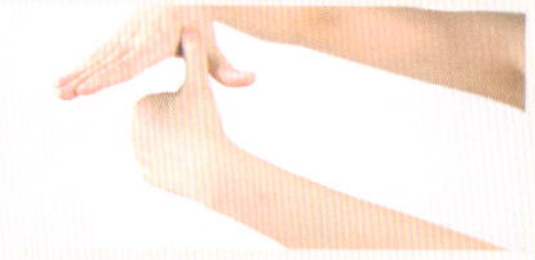

拇指指端按揉合谷穴

按摩阴陵泉、太白、丰隆穴，健脾化痰降血压

降压特效穴位——阴陵泉、太白、丰隆

阴陵泉是脾经上的合穴，五行属水，按摩此穴可清利湿热、健脾理气、通利三焦、通经活络，对脾运失健所致的腹胀、腹泻、水肿、膝盖疼痛、腰腿痛等症有疗效。

太白穴是足太阴脾经的原穴，是治脾虚的要穴，经常按摩此穴，可健脾和中，增强脾的运化功能，对脾虚所致的胃痛、腹胀、呕吐、呃逆等症有疗效。

丰隆穴是足阳明胃经的络穴，《玉龙歌》中说："痰多宜向丰隆寻。"因此，常按此穴，有健脾化痰、和胃降逆、通经活络、醒脑安神之功，对胃胀、呕吐、水肿、头痛、眩晕、痰多咳嗽、高血压、肥胖等症均有疗效。

简便取穴法

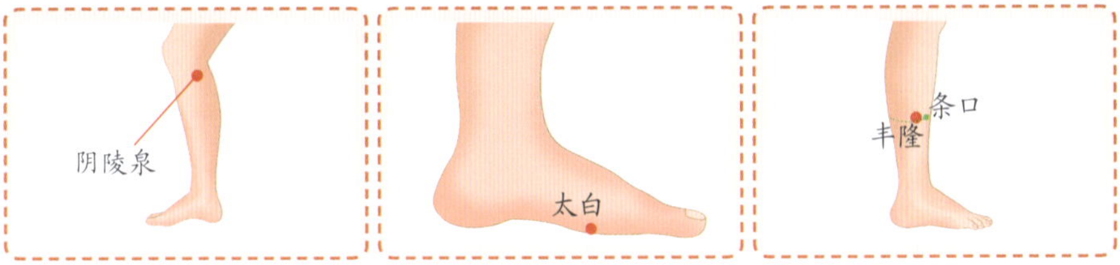

阴陵泉位于小腿内侧，膝下胫骨内侧凹陷处。取穴时，正坐屈膝，用拇指沿着小腿内侧骨的内缘由下往上推按，拇指推按到膝关节下的胫骨向上弯曲凹陷处，即为此穴。

太白穴位于足内侧缘，取穴时，正坐、平放足底，当第1 跖骨小头后下方凹陷处，用力按有酸痛感，左右各一穴。

丰隆穴位于小腿前外侧，当外踝尖上8寸，条口外，距胫骨前缘二横

指，左右各一穴。取穴时，可采用正坐屈膝或仰卧位，先找到外膝眼与外踝最高处连线的中点，再找到胫骨前缘外侧二横指，和刚才那个中点平齐的地方即是丰隆穴。此穴比周围部位敏感，按揉时会有轻微疼痛感。

居家自疗降压法

按摩阴陵泉、太白、丰隆穴

操作方法：用拇指指端分别按揉两侧阴陵泉穴，先顺时针方向按揉2分钟，再点按半分钟，以酸胀为度；用拇指指端分别按摩两脚太白穴，每穴每次3~5 分钟，以有酸痛感为宜；用拇指指端按压丰隆穴3分钟，然后沿顺时针揉丰隆穴3~5分钟，后用拇指沿丰隆穴向下单方向搓丰隆穴3~5分钟，用同样的方法按摩另一侧丰隆穴。每天早晚各按摩1 遍。

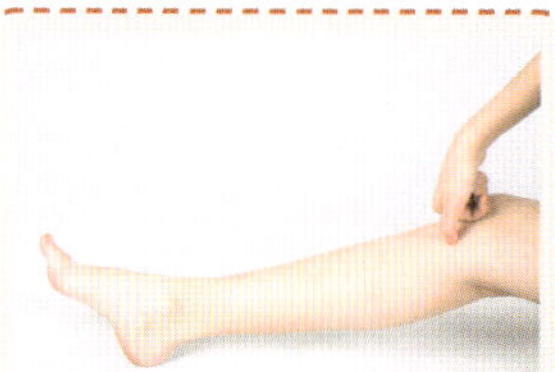
拇指指端按揉阴陵泉穴

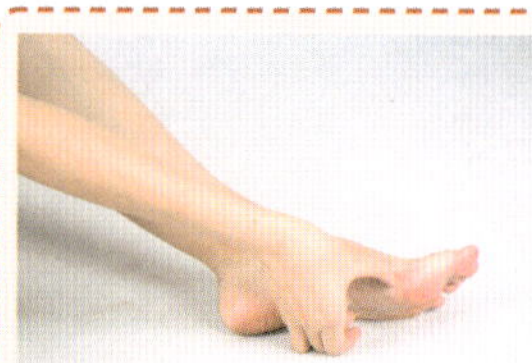
拇指指端按摩太白穴

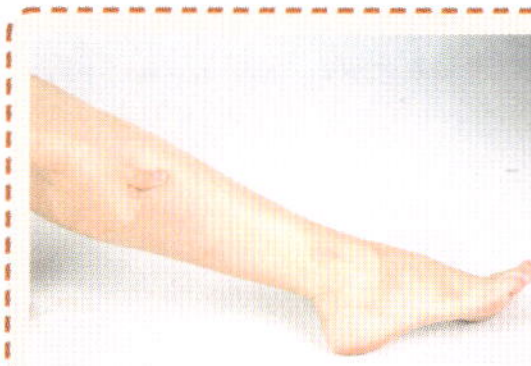
拇指向下搓丰隆穴

功效：健脾化湿，化痰降逆。适用于痰浊内蕴型高血压患者，症见肥胖、恶心食少、呕吐痰涎、倦怠多寐等。

按摩三阴交、悬钟穴，保持血压稳定

降压特效穴位——三阴交、悬钟穴

三阴交穴是脾经的经穴，亦为肝经、脾经、肾经三条经脉的交会处，故名三阴交。经常按揉此穴，可同时调节肝经、脾经、肾经，起到健脾益血、调补肝肾的作用，对保持血压稳定效果显著。

悬钟穴是胆经上的穴位，它专管人体骨髓的汇集，“髓生血”，因此，常按此穴可以疏通经络、行气活血，对高血压引起的眩晕、耳鸣、颈项强痛、半身不遂等症疗效显著。

简便取穴法

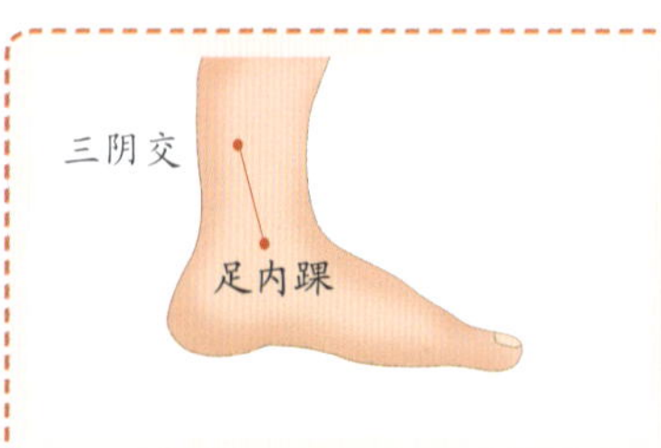

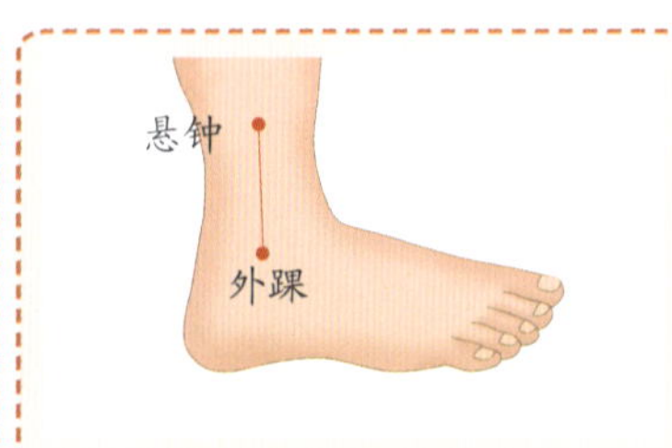

三阴交位于内踝尖直上三寸（约四横指），胫骨后缘，左右各一穴。取穴时，正坐屈膝，除拇指外的四指并拢，小指的下边靠在内踝尖上，向上量取4横指，食指上缘所在的水平线与胫骨后缘的交点处即是此穴。

悬钟穴在小腿外侧，外踝尖上3寸，腓骨前缘，左右各一穴。取穴时，正坐屈膝，四指并拢，从外踝尖向上量取四横指，食指上缘所在的水平线与腓骨前缘的交点处即是此穴。

居家自疗降压法

按摩三阴交、悬钟穴

操作方法：用拇指指端分别按揉两侧三阴交穴，每穴每次3~5分钟，以有酸胀感为佳；用拇指指腹分别按揉两侧悬钟穴，每穴每次3~5分钟，以有酸胀感为宜。此外，也可以用小保健锤敲打这两个穴位。每天早晚各1次。

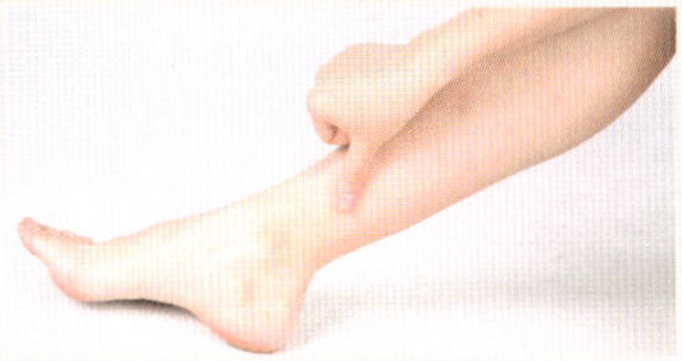

拇指指端按揉三阴交穴

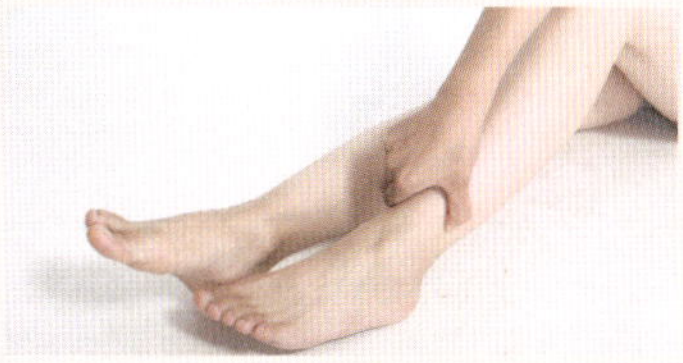

拇指指腹按揉悬钟穴

功效：活化肝、脾、肾三脏气血，通络降压。按摩三阴交穴可治疗收缩压高的高血压，按摩悬钟穴可治疗舒张压升高的高血压。

灸足三里、膈俞、气海、关元、血海穴，益气养血降血压

特效降压穴位——足三里、膈俞、气海、关元、血海

足三里是足阳明胃经的合穴，是一个能防治多种疾病、强身健体的重要穴位。坚持刺激此穴，不但能补脾健胃，有效改善胃肠功能，还能扶正祛邪、通经活络、益寿延年。

膈俞穴是足太阳膀胱经的经穴，因本穴物质来自心之下、脾之上的膈膜之中，为血液所化之气，故又名血会。艾灸此穴可起到养血和营、理气止痛的作用。

气海穴是任脉上的重要穴位，为元气聚集之处，常艾灸此穴，可起到培补元气、益肾固精、补益回阳、延年益寿之功。

关元穴是任脉上的重要穴位，为先天之气海。此穴还是任脉与足三阴经（即足太阴脾经、足少阴肾经、足厥阴肝经）的交会穴，亦是小肠的募穴。常灸此穴具有培元固本、补益下焦之功。

血海穴是脾经的腧穴，为脾经所生之血的聚集之处。艾灸此穴可引血归经，补充肝血不足。

简便取穴法

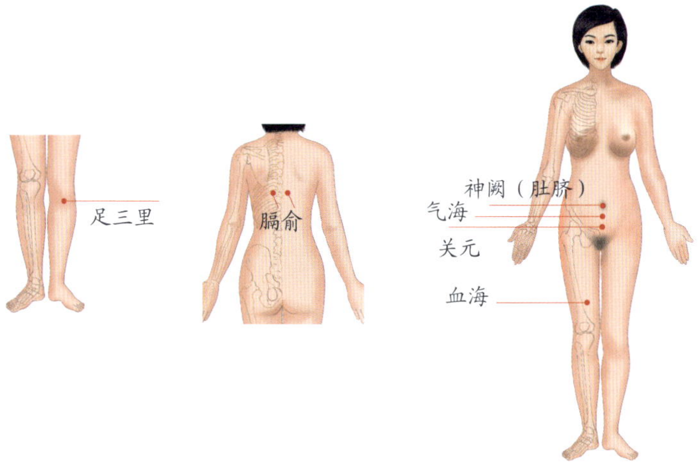

足三里位于外膝眼下三寸（约四横指），胫骨外侧约一横指处，左右各一穴。取穴时，用自己的掌心盖住自己的膝盖骨，五指朝下，中指尽处便是此穴。

膈俞穴位于人体的背部，当第七胸椎棘突下，正中线旁开1.5寸处，左右各一穴。取穴时，取正坐或俯卧的姿势，先找到正中线与两肩胛下角连线的交点，从此点向两侧量两横指，与肩胛下角平齐处即是。

气海穴位于人体下腹部正中线上，当脐下1.5寸处。取穴时，仰卧，从肚脐向下量两横指处即是。

关元穴位于下腹部，肚脐正下面3寸（四横指）处。取穴时，仰卧，从肚脐向下量四横指处即是。

血海穴位于膝盖上方，取穴时，屈膝，以左手的手掌按右侧的膝盖，手指向上，拇指偏向大腿内侧，拇指指端尽处即是。用同样的手法取另一侧血海穴。

居家自疗降压法

温和灸足三里、膈俞、气海、关元、血海穴

操作方法：将艾条点燃，在距足三里穴上方2~3厘米处施灸，可随热感随时调整距离，以局部皮肤发红又不烧伤为度。用同样的方法艾灸膈俞穴、气海穴、关元穴、血海穴，每穴每次灸10～15分钟，隔日或3日灸1次，每月灸10次。膈俞穴在背部可请家人帮忙施灸。

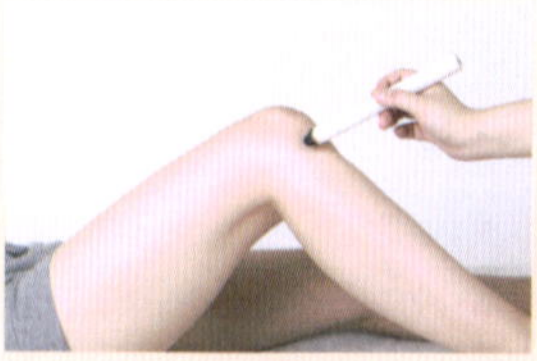
悬灸足三里

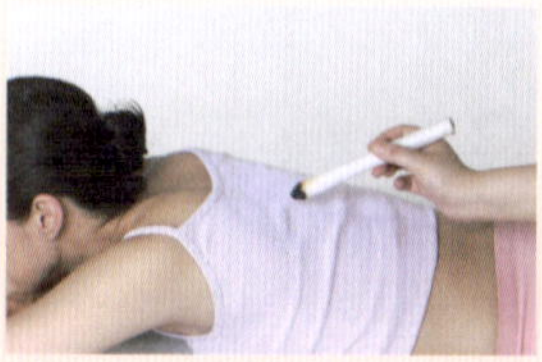
悬灸膈俞穴

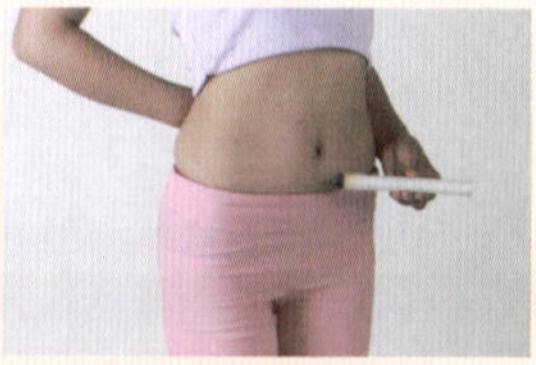
悬灸气海穴

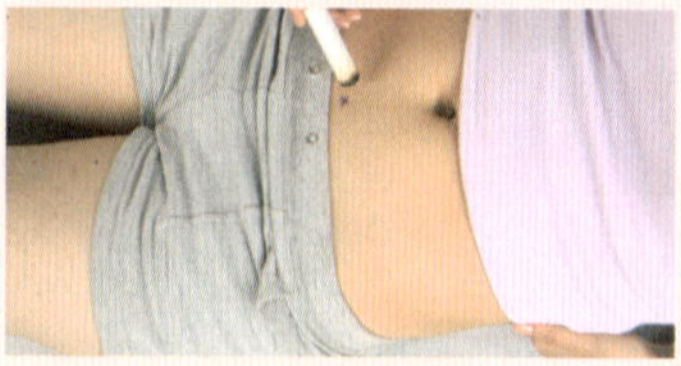
悬灸关元穴

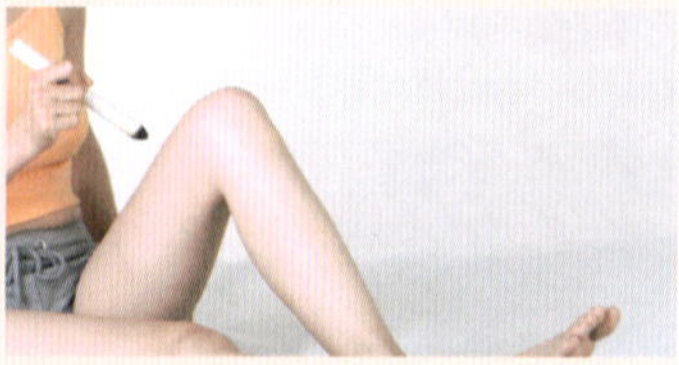
悬灸气海穴

功效：固本培元，健脾养胃，益气养血。适用于气血亏虚型高血压患者。

腹部按摩，降压稳压

摩腹与血压的关系

中医认为，腹部为“五脏六腑之宫城，阴阳气血之发源”，按摩腹部不仅可以刺激腹腔内的器官，调理和改善脏腑功能，还能调畅全身气机，疏通经络，调和气血，减少血压波动。

另外，腹部还分布着人体最多的血管网，按摩腹部可使腹部温度升高，刺激腹腔内的血管扩张，从而起到良好的降压稳压作用。

摩腹降血压的方法

1. 摩揉全腹

方法：将双手搓热，双手重叠，掌心覆于肚脐上，稍加用力，以肚脐为中心做环状摩揉。先按顺时针方向揉，并由内逐渐向外环转，直至上达剑突、下抵耻骨为止。然后以逆时针方向由外向内揉回肚脐。如此反复摩揉15~20分钟，以腹壁微红或腹腔内感到温热为度。

功效：疏通经络，调畅气血，调节肝、胆、脾、胃、肾等脏腑的功能，促使血管扩张，降压稳压。

2. 按腹法

方法：将双手搓热，以掌根或四指指腹着力，以肚脐为中心，缓慢均匀地按揉腹部，脐周和左下腹部可重点按揉。每次按揉15~20分钟。

功效：调畅气机，促进肠蠕动，防止便秘。同时排除体内垃圾和毒素，有利于清洁血液，平稳血压。

注意：

1. 按摩时，如果腹内出现温热感、饥饿感，或产生肠鸣音、排气等，属于正常反应，不要过于担心。

2. 饭后不宜立即按揉腹部，以免增加腹部压力，影响脏腑健康。

3. 消化道出血、腹部有急性炎症、癌症或腹部皮肤有化脓性感染的患者，均不宜摩腹。

常梳头，醒脑明目降压效果好

常梳头，可醒脑明目、降压止痛

中医认为，头为“诸阳之会、精明之府”，与全身经络紧密相连，有神庭、百会、风府、玉枕、风池等近50个穴位，而且人体五脏六腑的气血也都聚于头部。

经常梳头，可有效刺激这些经穴，使头部经络、气血通畅，促进诸阳上升，百脉调顺，阴阳和谐，从而起到平肝息风、行气活血、开窍宁神、明目止痛的作用，有效缓解高血压引起的眩晕、头痛、眼花、失眠等症。

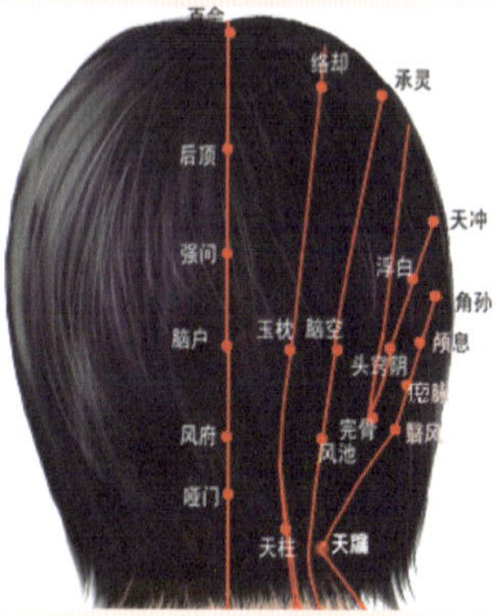

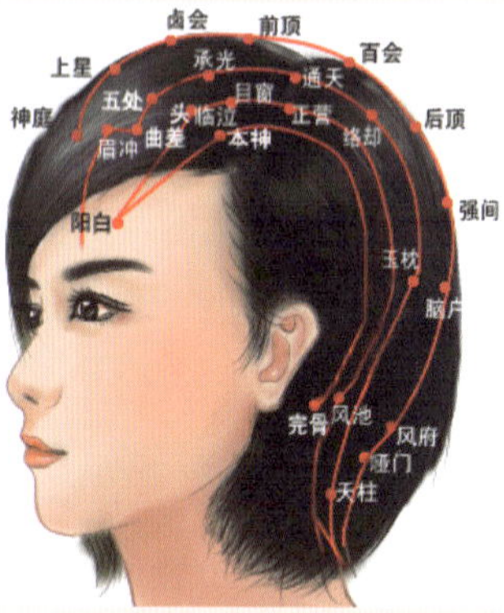

头部穴位

梳头降血压的方法

1. 用手指梳头

开始梳头时，长发患者要先将头发散开，然后按照梳理、拍打、按摩的顺序进行。

梳理：双手五指微张，手指屈曲，以指端着力深触头皮，从前额的发际向颈后的发根处梳，再从头部两侧由前及后地进行梳理。用力宜沉而不滞，悬而不浮，速度要稍快，持续均匀。一般以感觉胀热、舒适为度。每次梳2~3分钟，每天早晚各梳1次。

拍打：用手掌和指尖轻轻拍打头部的重要穴位，按照印堂穴→百会穴→玉枕穴→天柱穴→头维穴→率谷穴→天冲穴→风池穴→风府穴→哑门穴→四神聪穴的顺序拍打，每次拍打20~30遍，每天早晚各拍1次。

按摩：用指尖按摩以上穴位密集的后脑和侧脑。

功效：疏通经络，活血化瘀，有效防治高血压、眩晕、心悸、脑卒中、顽固性失眠及颈部酸痛等症。

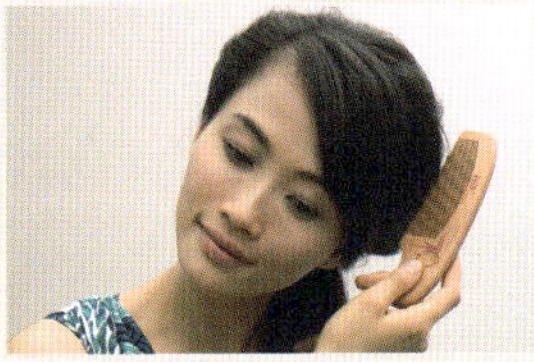

梳头

2. 用梳子梳头

选择适宜的梳子

在梳子的选择上，一般以竹木、桃木或牛角类的天然材料制品为佳。梳齿宜疏密适中，不宜太尖、太密，以免划破皮肤或夹着头发。

梳头方法

方法一：全身放松，手持梳子与头皮成90°角，梳齿深触头皮，顺着督脉，依次梳理神庭穴到囟会穴，囟会穴到百会穴，百会穴到风府穴这三段区域。在每一小段区域都要上下来回地仔细梳刮，每段梳50下，直到头皮发热、发麻为宜。每天早晚各梳1次。

功效：醒脑提神，降压止痛，可有效缓解高血压引起的头晕、头痛。

方法二：全身放松，手持梳子与头皮成90°角，梳齿深触头皮，以头顶的百会穴为中心，顺着头发生长的方向梳刮，连梳6下后，换个角度继续梳，要围绕头部梳刮一圈，确保每块头皮都被按摩到。每天早晚各梳1次。

功效：提神醒脑，行气活血，有效改善高血压引起的头昏脑涨、头晕头痛、肩颈僵硬等症。

注意：

（1）梳头动作宜轻、宜缓，力度均匀，以舒畅为宜。

（2）忌在饱食后梳头，以免影响脾胃的消化功能。

自己做药枕，降压又利脑

药枕疗法，利脑降压

药枕疗法的主要施治部位是颈项部，中医认为，人体的大部分经络在颈项部循环、经过，而且还有俞穴在此处分布，药物经过颈部摩擦和微热直接作用于头部，促使头部经络疏通，气血流畅，从而起到宁心安神、清脑明目、稳定血压的作用。

高血压患者可以根据自身情况，选择一些具有降压、镇静、安神作用，芳香走窜、辛凉清透的中药材，如白菊花、决明子、野菊花、桑叶、薄荷、淡竹叶、川芎、晚蚕沙、夏枯草等，制成药枕，对高血压引起的头痛、头晕、耳鸣、失眠、健忘、胸闷等症状有明显的改善作用，对脑卒中也有良好疗效。

防治高血压的药枕良方

菊花枕

材料：白菊花（干品）1000克。

制作：将白菊花搓成碎末，装入枕芯中，制成药枕即可。

功效：平肝泻火，明目降压。适用于肝火上炎或肝阳上亢型高血压。

菊花决明枕

材料：白菊花（干品）、决明子（干品）各500克。

制作：将白菊花、决明子一起研成粗末，装入枕芯中，制成药枕即可。

功效：疏风清热，明目降压。对肝阳上亢型高血压引起的头晕目眩、目赤畏光、视物昏花等症有良效。

罗布麻荷叶天麻枕

材料：罗布麻500克，荷叶300克，天麻100克。

制作：将上述三味药分别晒干，研为粗末混匀，用纱布包裹、缝好，做成薄型药袋，置于普通枕芯上面，制成药枕即可。

功效：化痰降浊，息风降压。适用于痰浊内蕴型高血压患者。

黑豆磁石枕

材料：黑豆、生磁石各1000克。

制作：将黑豆、生磁石分别打碎成米粒状碎块，混匀后装入枕芯中，制成药枕即可。

功效：滋补肝肾，养阴降压。适用于肝肾阴虚型高血压患者。

明矾菊花枯草枕

材料：明矾、白菊花、夏枯草各500克。

制作：将明矾打碎；白菊花、夏枯草分别晒干或烘干，一起研为粗末，与明矾混匀，用纱布包裹、缝好，装入枕芯，制成药枕即可。

功效：清热化痰，平肝降压。适用于痰浊内蕴型高血压患者。尤其适宜血压较玉米面，有脑卒中危险者。

天麻钩藤枕

材料：天麻200克，钩藤1500克，罗布麻叶300克。

制作：将上述三味药一起研成粗末，装入枕芯中，制成药枕即可。

功效：平肝息风，清肝降压。适用于肝风内动型高血压患者，尤其适宜血压较高，有脑卒中危险者。

桑叶地黄枕

材料：桑叶、干地黄、巴戟天各500克，牡丹皮200克。

制作：将上述四味药一起研成粗末，装入枕芯中，制成药枕即可。

功效：双补阴阳。适用于阴阳两虚型高血压患者。

注意：

1. 药枕需要枕上1～2月才有效，需长期坚持使用。

2. 药枕的枕芯宜选用松、柔、薄、透气性能良好的棉布、纱布，以利于药物的挥发，忌用化纤、尼龙的布料。

3. 药枕植物油容易挥发，导致药效减低，应每三月或半年更换一次。

4. 夏天容易出汗，注意经常晾晒药枕以免发霉。

简单有效的足浴降压法

足浴疗法降血压的原理

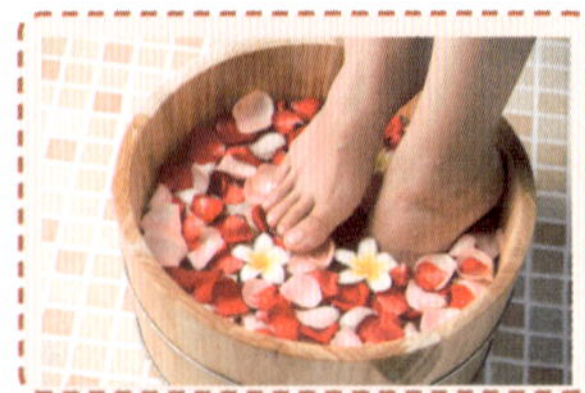

中医认为，足部与人体经络有着密切的关系，不仅是足三阴经（足太阴脾经、足厥阴肝经、足少阴肾经）的起始点，还是足三阳经（足太阳膀胱经、足阳明胃经、足少阳胆经）的终止处，人体的五脏六腑在脚上也都有相对应的穴位区域。因此，高血压患者根据自身的情况，用适宜的中药煎汁泡洗双脚，并用力揉擦足心，可起到疏通经络、调理脏腑、安神降压的功效，对高血压引起的眩晕、头痛、失眠、心烦等症均有良好的缓解作用。

防治高血压的足浴良方

吴茱萸桃仁方

材料： 吴茱萸、桃仁、丹参、夏枯草、川牛膝各10~15克。

制作： ①上述药加清水2000毫升，煎煮至1500毫升，将药液倒入足浴盆中。②先用热气熏脚，等水温适宜之后，再将双脚放入药液中浸泡。

功效： 引热下行，活血化瘀，通络降压。适用于各类型的高血压患者。

半夏菖蒲方

材料： 半夏、石菖蒲各30克，钩藤20克，冰片少许。

制作： 将前3味药加水浸泡30分钟后，水煎取汁，再加入冰片搅至溶化，趁热浸泡双足，每天1～2次，每次20～30分钟。

功效： 化痰泄浊，平肝降压。适用于痰浊内蕴、脾虚肝旺型高血压患者。

吴茱萸醋方

材料：吴茱萸50克，醋100毫升。

制作：将吴茱萸煎汤取汁，倒入足浴盆中，再倒入醋，浸泡双足。每日2次，每次20分钟。

功效：平降肝阳。适用于肝阳上亢型高血压患者，症见头痛目眩、心烦易怒、夜眠不宁等。

钩藤方

材料：钩藤50克，冰片5克。

制作：①将钩藤切碎，放入锅中加水煎煮10分钟，去渣取汁。②将冰片研碎，放入钩藤煎液中，搅拌至溶化后浸泡双足。早晚各1次，每次20~30分钟。

功效：清热降火，平肝息风。适用于肝火亢盛、肝风内动型高血压患者。

臭梧桐侧柏桑叶方

材料：臭梧桐300克，侧柏叶100克，桑叶60克。

制作：将上述三味药一起放入锅中加水煎煮20分钟，去渣取汁，浸泡双足。每天1次，每次30分钟。

功效：平肝，清火，降压。适用于肝阳上亢、肝火亢盛型高血压患者。

槐米野菊苦丁方

材料：槐米100克，野菊花80克，苦丁茶5克。

制作：将上述三味药一起放入锅中，加水煎煮30分钟，去渣取汁，浸泡双足。每日1次，每次30分钟。

功效：滋补肝肾，软化血管，清热降压。适用于肝肾不足型高血压患者。

地黄寄生方

材料：生地黄、桑寄生各200克。

制作：将上述两味药一起放入锅中，加水煎煮20分钟，去渣取汁，浸泡双足。每日1次，每次20~30分钟。

功效：补肾强腰，清热凉血。适用于气血两亏、肝肾阴虚型高血压患者，症见头晕、耳鸣、心烦口干、失眠多梦或两目干涩、腰膝酸软等。

赤芍川芎方

材料： 赤芍、川芎各50克，木瓜、桂枝、当归、黄芪、红花各15克。

制作： 将上述七味药一起放入锅中，加水煎煮30分钟，去渣取汁，先反复擦洗患侧肢体，然后浸泡双足。每日3次，每次30分钟。

功效： 平肝舒筋，补气活血。适用于高血压合并脑卒中患者，症见肢体不利、半身不遂等。

注意：

1. 泡脚盆可选择木桶或足浴盆，足浴时，药水最好能没过膝盖，水温以36～40℃为宜。

2. 足浴时间不宜过长，一般控制在20～30分钟，以后背有点发潮或者额头微微出汗为佳。如果大汗淋漓或心跳加快，应立即停止足浴，以免发生危险。

3. 过于疲劳、饥饿、过饱、醉酒时不宜进行足浴；饭前、饭后30分钟内不宜进行足浴，以免影响胃肠消化。

4. 危重患者，足部有疾病、出血病患者及妊娠、月经期中的妇女不适宜足浴。

贴敷疗法：稳定、降低血压

用贴敷疗法治疗高血压，具有降压效果好、不良反应少、简便易行的优点，患者可根据自身病情，选取天麻、钩藤、吴茱萸、白芥子、川芎等具有降压作用的中药材，调成药膏贴敷在相应穴位上，通过经络传导功能以补虚泻实，达到调整脏腑功能、调和阴阳气血、稳定及降低血压的目的。此疗法可分为敷脐法、足敷法、穴位贴敷法，尤其适宜患有轻中度高血压且不伴有靶器官损害的患者，也是不宜多服降压药和久服降压药不能耐受者的可取疗法。

敷脐法

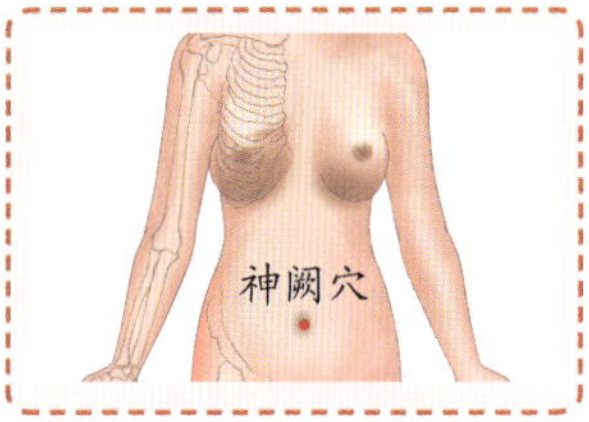

脐即神阙穴，又名脐中，是任脉上的一个要穴。中医认为，脐与十二经脉相联，与脏腑相通。敷脐法就是将药物敷置于脐中或脐部，让药物中的有效成分通过此穴传导至全身的脏腑经络，以达到降低血压的目的。

【吴茱萸朱砂粉方】胆汁制吴茱萸500克，龙胆草醇提取物6克，硫黄、朱砂各50克，醋制白矾100克。

做法：将上述药混合后打成粉末，每次取药粉0.2克，倒入肚脐内，药粉上覆盖棉球，用医用胶布固定好，每周更换1次，1个月为一个疗程。

功效：疏肝理气，降压止痛。适用于高血压Ⅰ期、Ⅱ期患者，可有效改善头晕头痛、心烦失眠等症状。

【吴茱萸川芎白芷方】吴茱萸、川芎、白芷各30克。

做法：将上述三味药一起打成粉末，每次取药粉15克，用脱脂棉裹好，填入脐孔内，用手向下压紧，然后用纱布覆盖，再用医用胶布固定好，每天换药1次，10天为一个疗程。

功效：行气开郁，活血止痛。适用于原发性高血压患者。

足敷法

此法是将药物敷于足心或涌泉穴，通过药物的渗透，达到调整脏腑阴阳、降低血压、减轻头痛的作用。

涌泉穴位于足前部凹陷处，第2、第3趾趾缝纹头端与足跟连线的前三分之一处。

【吴茱萸米醋方】吴茱萸、菊花各15克，米醋适量。

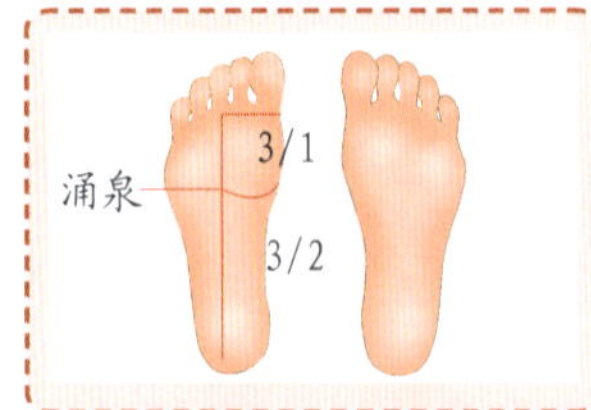

做法：将吴茱萸、菊花一起研为细末，用米醋调成糊状，睡前敷于双足涌泉穴，用纱布包好，再用医用胶布固定，次日早晨去掉，每天换药1次，14天为一个疗程。

功效：疏肝下气，降压止晕。适用于肝火亢盛、肝阳上亢的高血压患者。

【川芎牛膝方】川芎、川牛膝各50克，蓖麻仁、吴茱萸各25克，牛黄2克，米醋适量。

做法：①将蓖麻仁捣烂成糊。②其余四味药分别研成细末，混匀后用米醋调成糊状，再与蓖麻仁糊混匀，制成小圆饼状，敷于双足涌泉穴上，用纱布包好，再用医用胶布固定。每天换药1次，10天为一个疗程。

功效：活血止痛，稳压降压，定眩。可有效改善高血压引起的头晕、头痛等症状。

【桃仁杏仁栀子方】桃仁、杏仁各12克，栀子3克，胡核7粒，糯米14粒，鸡蛋1个。

做法：①将鸡蛋去蛋黄留蛋清，备用。②其余五味药一起捣烂，用鸡蛋清调成糊状，睡前敷于双足涌泉穴，用纱布包好，用医用胶布固定，次日早上除去。每剂药可分3次使用。

功效：清热凉血，活血祛瘀，下气开痹。适用于瘀血内停型高血压患者。

穴位贴敷法

此法是将药膏贴敷在具有降压作用的穴位上的一种外治法。

【天麻白芥子方】白芥子30克，胆南星、苍术、川芎各20克，天麻10克，生姜汁适量。

做法：将上述五味药一起研成细末，每次取药末20克，用生姜汁调成膏状，睡前贴敷于中脘穴及双侧内关穴，用纱布包好，再用医用胶布固定，次日早晨去除。每天更换1次，14天为一个疗程。

中脘穴位于人体上腹部，胸骨下端和肚脐连接线中点即为此穴。内关穴位于前臂正中，距离腕横纹约2寸处（约三横指），在两筋之间。

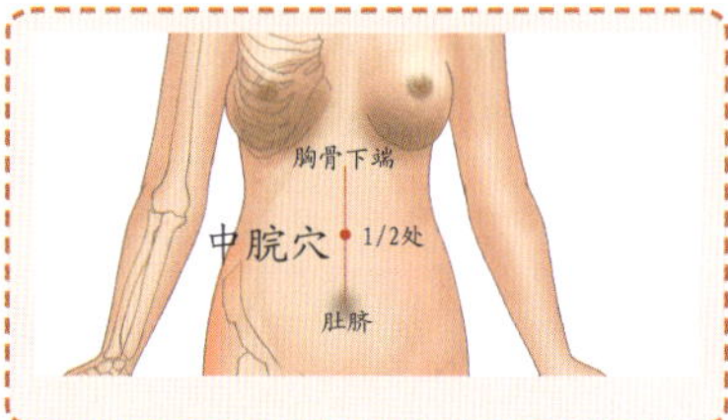

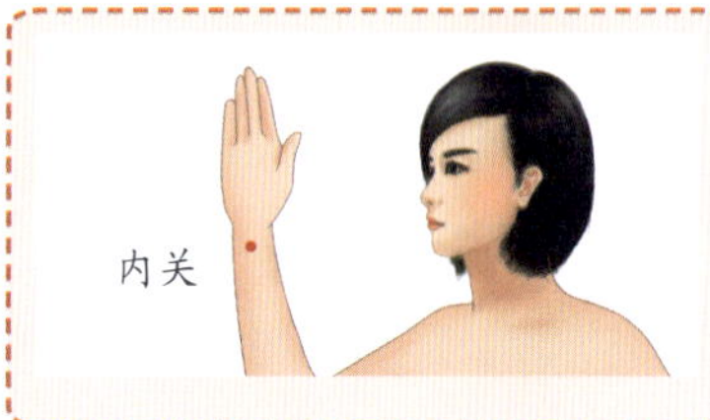

功效：祛痰，化湿，息风。适用于痰浊内蕴型高血压患者。

注意：

1. 贴敷前要进行局部消毒，以免发生感染，敷药部位皮肤有破损者忌用此法。

2. 贴敷时，每穴用药量宜少，贴敷面积不宜过大，时间不宜过久。

3. 贴敷药要注意干湿度，一般以药糊为稠厚状、有一定的黏性为度。

4. 若出现皮肤过敏、发痒潮红、小水疱等不良反应，应停止贴敷，并及时予以对症处理。

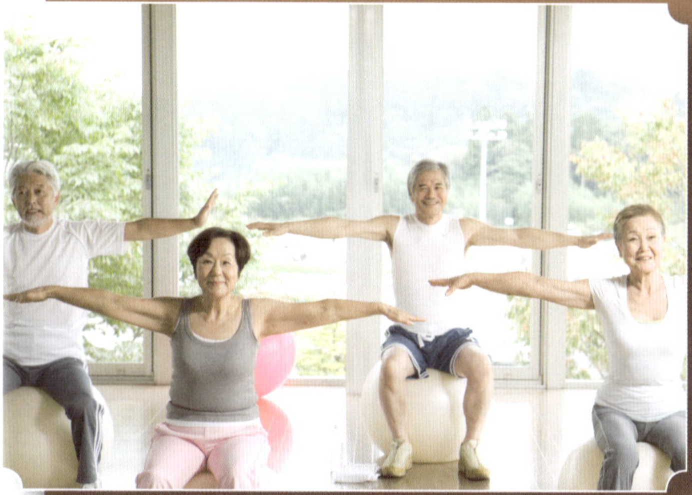

第六章　有效控压、稳定降压的运动处方

- 步行是最简单易行且安全的降压运动
- 慢跑可减肥、降血压，适用于轻症高血压患者
- 骑自行车能改善心肺功能降血压
- 打太极拳，各期高血压都适用
- 坚持游泳，不仅能降血压，还能提高心肺功能
- 坚持练气功，调息、调心、调神、降血压
- 动动手指转转老年保健球，可通经络、降血压
- 坚持腹式呼吸，可增强腹部脏腑功能、降血压

步行——最简单易行的降压运动

步行运动安全有效降血压

中医认为，脚是人体经络、穴位集中之处，五脏六腑通过经络与脚保持着最为密切的联系，而脚底上的很多穴位可以改善高血压状态。因此，步行运动不仅能刺激脚上的穴位，锻炼经络，保证气血运行畅通，还能通过经络的传导，增强脏腑的功能。

此外，步行运动还可以改善人的精神状态，舒缓情绪，放松心情，缓和神经、肌肉和血管的紧张度，起到直接或间接降低血压的作用。

步行降血压的方法

1. 步行之前，要全身放松，先适当地活动一下肢体、关节，调匀呼吸后再从容展步。

2. 步行时，要情绪放松、心情愉快，保持身体自然正直，抬头挺胸，两眼平视，微微收腹，呼吸自如、均匀，随着步子的节奏，双臂自然而有规律地摆动。

3. 患者要根据自己的身体、血压情况，决定步行速度快慢和时间长短，不宜强求，一般以身体发热、微微出汗为宜。

步行方式	速度、时间	适宜人群
缓慢行走	每分钟60～70步，每次20~30分钟	血压较高的患者（150～170/90～110 mmHg）及年老体弱或冠心病、脑卒中患者
中速行走	每分钟80～90步	血压中等高的患者（＜150/＜100mmHg）
快速行走	每分钟90步以上，每次30～60分钟	血压轻度升高的患者（140/90～100mmHg）及高血压恢复期的患者

注意：

1. 步行锻炼宜选择适宜的环境，如空气新鲜、道路平整、花草植物多的公园里、林间小路或河边等。

2. 早上是高血压的高峰时期，因此，高血压患者应避免晨练，最好在上午10点后、下午或晚饭后进行。

3. 步行运动时，衣着要宽松舒适、透气、吸汗，穿轻便的软底鞋，不要高跟鞋或皮鞋。

慢跑——适用于高血压轻症患者

慢跑可减肥、降血压

慢跑不仅能锻炼脚部、腿部的经络，保证气血的畅通，还能活动筋骨，锻炼肌肉，增强心、肺功能，长期坚持可使血压平稳下降，脉搏平稳，消化功能增强，症状减轻。

同时，慢跑还能促进脂类代谢，消耗体内多余的脂肪，减轻体重、降低血脂，有效预防高血脂、冠心病等并发症。

慢跑降血压的方法

1．慢跑前，应减少一些衣物，做3～5分钟的热身运动，如做一些拉伸动作，活动一下脚、踝、膝关节等。

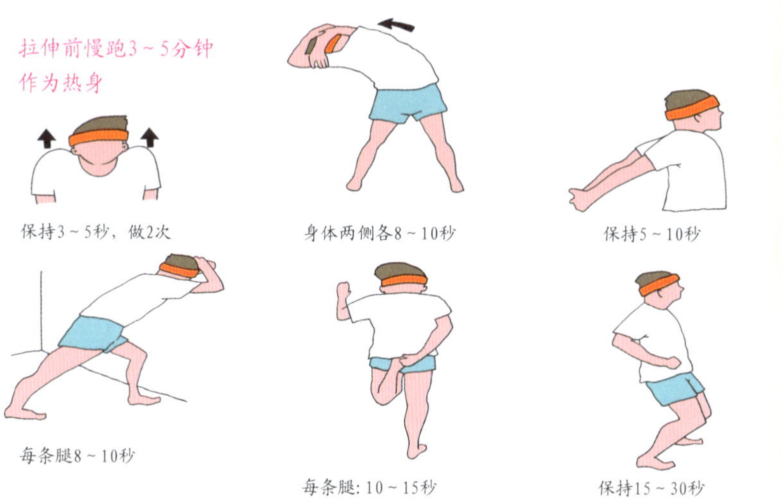

跑步前的拉伸动作（约4分钟）

2．慢跑的正确姿势：精神放松，全身肌肉放松，双手微微握拳，上身稍向前倾，双臂自然前后摆动，两脚轻轻落地，一般应前脚掌先落地，并用前脚掌向后蹬地，以产生向上向前的反作用，使慢跑具有一定的节奏性。

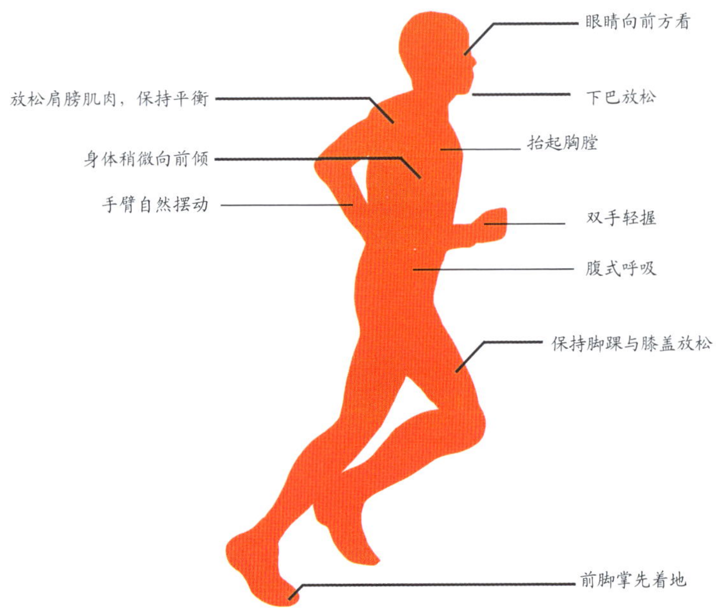

正确跑步姿势

3．慢跑时，最好用鼻子呼吸或者鼻吸口呼的呼吸方法，并与跑步节奏协调一致，以满足体内氧气要求。

4.患者应根据自己的身体及血压情况灵活掌握慢跑的速度和时间，要量力而行。开始时可先跑一段路程，再走一段路程，交替进行，待体力增加后，再坚持慢跑。

心率	控制在110~120次/分，以主观上不觉得难受、不喘粗气、不面红耳赤为宜
速度	匀速，以每分钟100～120米为宜
时间	每次15~20分钟，每周3~5次

5．慢跑结束前，应逐渐减慢速度，或改为步行，使心率、血行和缓

下来，切忌突然停下来或坐下休息，以避免出现头晕、眼花、恶心呕吐、抽筋等意外。

6. 慢跑结束后，应及时用干毛巾擦汗，穿好衣服，并做一些放松运动，以帮助身体恢复到平静状态。如要洗澡，可在休息15分钟之后进行。

注意：

1. 慢跑的运动量比步行大，适用于Ⅰ、Ⅱ期高血压患者及临界高血压患者，尤其是中青年患者。年老体弱及伴有心、脑、肾并发症的高血压患者，不适合慢跑运动。

2. 早上是高血压的高峰时期，因此，高血压患者应避免晨练，最好在上午10时后、下午或晚饭后进行。

3. 慢跑后感到全身舒适，精力旺盛，体力充沛，睡眠良好，食欲增加，说明运动量合适。如果在慢跑后出现食欲不振、疲乏倦怠、头晕心慌等现象，就说明运动量过大了，必须减少跑步的时间、距离和次数。

4. 慢跑时应选择空气新鲜、人流量较小的场地进行。

5. 饭后不要立即慢跑，也不宜在慢跑后立即进食，喝一些白开水即可。

骑自行车——改善心肺功能降血压

骑自行车能降血压

骑自行车是一种需要大量氧气的耐力性运动，不仅能使腿部经络得到充分的锻炼，保证气血畅通，还能够增强心肌收缩力，增高肺活量，提高心肺功能和血管的舒缩功能，有利于血压恢复正常。此外，骑自行车还对情绪产生积极影响，能使人心情放松，情绪舒畅，缓解精神压力，有利于血压的稳定。

骑自行车降血压的方法

1. 骑车时要保持正确的姿势：首先将车座高度和车把弯度调好，臀部坐正，行车中保持身体稍前倾，两臂伸直，避免用力握把；双腿和车的横梁平行或稍向内扣，用力均衡，膝、髋关节保持协调；两脚的位置恰当，踩踏脚板用力均匀；腹部收紧，身体不要左右摆动，注意把握骑行节奏。

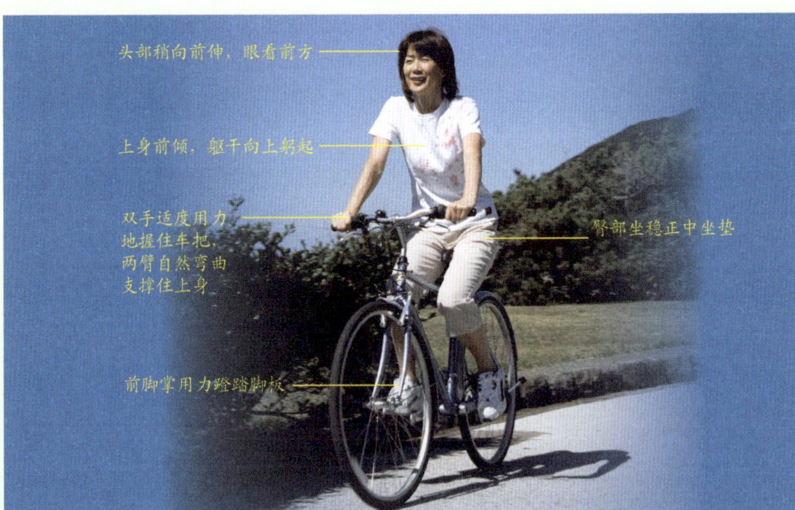

骑自行车的正确姿势

2. 骑车的速度和时间可根据自身的情况灵活选择，一般中青年患者骑车时的心率应保持在105~125次/分之间，老年患者保持在90~105次/分之间，以每次骑30~60分钟为宜，每周3~4次。

注意：

1. 骑自行车场地应选择空气新鲜、地势平坦、视线好、车少、环境好的地方，最好要有一些拐角。

2. 注意车架的长度、高度都要和自己的身材相匹配，否则会直接导致骑行姿势不正确，进而对腰背、腿部和上肢造成伤害。

3. 骑车过程中切忌做鼓劲憋气、快速旋转、用力剧烈、深度低头或突然停车等动作，以免引起血压突然升高，出现头晕、眼花甚至晕厥等意外。

4. 骑车时不宜饮用过多的水，最好在骑车前20分钟饮用。

5. 骑车过程中若出现心脏不适、气短、心率超过130次/分等情况，必须立即停止运动。

太极拳——适用于各期高血压患者

打太极拳可降血压

太极拳动作轻缓、柔和、稳定，手、眼、腰、背、腿、脚都参与活动，能使全身肌肉放松，外周血管的阻力下降，充分改善微循环，从而起到辅助降血压的作用。

而且，打太极拳时思想集中，心境宁静，能够帮助高血压患者平复心绪，消除精神紧张、激动、焦虑等不良情绪的刺激，有利于血压下降。

打太极拳降血压的方法

- 打太极拳前要做好准备活动，如活动上肢、下肢、躯干、头、颈、手、足等关节，及拉长韧带等，避免运动损伤。

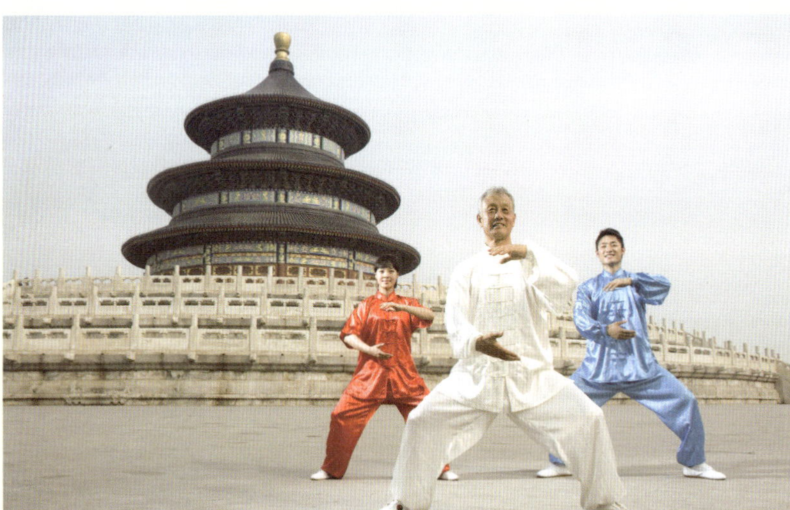

打太极拳能消除紧张，放松身体，降低血压

◆24式简化太极拳动作简练，运动量较小，心率只能达到90~105次/分，适用于各期高血压患者，对中老年患者和高血压合并冠心病患者尤其适合。患者可跟随正规的老师学习拳法，也可参考相关书籍或视频自行练习。

◆体质、记忆力较好者可打全套24式简化太极拳，体力、记忆力较差者可打半套，或选练若干招式重复练，如野马分鬃、揽雀尾、云手和收势，每节重复10次左右。

注意：

1. 练习太极拳时，要有意识地让全身关节、肌肉、脏腑、神经等充分放松，在思想上要排除一切杂念，集中精神，心境平和。

2. 打太极拳的过程中，要做到虚实变化适当，动作稳定、连贯，衔接自然，切记间断或停顿，要有行云流水之感。

3. 打太极拳时要配合呼吸，保持自然、匀细，徐徐吞吐，要与动作自然配合。初学者可采用自然呼吸，随着动作的熟练可采用腹式呼吸。

游泳——适用于原发性高血压的早期患者

坚持游泳运动能降血压

游泳是一项全身运动，人在游泳时，上肢、下肢、颈部、肩背部、腹部的肌肉都要参与运动，这可使全身的经络都得到有效锻炼，保证气血畅通，有助于降低血压。

游泳时克服水的阻力需要消耗较多的能量，因此，经常游泳可有效改善和提高心肺功能，使血管壁增厚，弹性加大，促进血液的再分布，减小血压波动，并防止并发症。

此外，游泳运动还可以使紧张的神经得到松弛，心情舒畅，有利于血压的稳定。

游泳降血压的方法

1. 游泳前要做好准备运动，如扭头、扭腰、肩部、转手腕、转脚腕、向上拉伸、向下拉伸等，使呼吸和血液循环适当地增快，肌肉和关节也有充分的准备，以防游泳过程中出现肌肉抽筋、拉伤及关节扭伤等意外。然后用泳池的水洗洗脸、手臂、肩颈、胸腹部，再慢慢下水，待适应水温后再开始游泳。

2. 游泳主要有四种泳姿，即自由泳、蛙泳、仰泳、蝶泳，患者可根据自己的喜好选择一种或几种泳姿锻炼。游泳时要全身放松，并注意保持正确的游泳姿势，以免肌肉损伤。

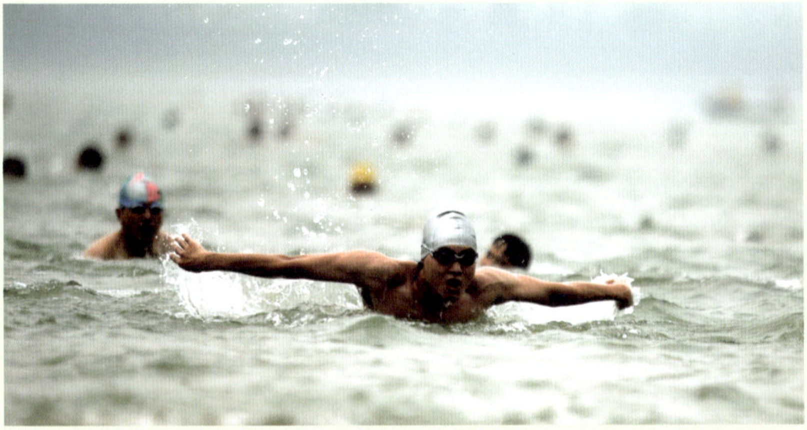

游泳可有效改善和提高心肺功能

3.游泳锻炼的运动量要因人而异，量力而行。一般高血压患者进行游泳锻炼时，以中低强度、每天坚持为主。患者可根据自己脉搏的变化情况，来衡量运动量的大小。

脉搏频率	运动量
60~80次/分	安静状态
120~140次/分	大运动量
90~110次/分	中运动量
游泳锻炼后，脉搏增加的次数在10次以内	小运动量

4. 游完后要做一些整理活动，让身体逐渐恢复到平静状态。然后去浴池更衣室冲洗身体，可滴1~2滴消炎眼药水，以防眼病。

注意：

1. 游泳运动适合原发性高血压的早期患者，中晚期并有并发症者也可以进行，但应遵医嘱，并严格掌握好运动量。严重心律不齐、心动过速、心绞痛等患者忌进行游泳运动。

2. 游泳时动作要平和，切忌做弯腰跳水或翻转等动作，切忌选择憋气时间长的潜泳或竞争性地快游，以免血压起伏过大引发意外。

3. 游泳时若发生腿抽筋的现象，首先要镇静，如果在浅水区，可将抽筋的腿用力伸直，脚尖用力向上跷，用手按摩小腿，很快就会恢复正常。如果在深水区或胃抽筋，要立即呼叫，请求别人帮助上岸。

4. 在水中的时间不宜过长，当感觉疲劳或不舒服时，应立即上岸，以免发生意外。

气功——调息、调心、调神降血压

气功“三调”降血压

气功是心理疗法的一种，通过调息、调心、调神，以“静”“动”结合的运动形式，把人的神（精神）、形（形体）、气（气息）能动地结合起来，让气功锻炼产生的内气，运行全身的经络、气血，调节脏腑功能，从而起到辅助减压的作用。

练功时，身体、精神同时放松，能较好地消除紧张、焦虑、激动等容易造成血压升高的精神因素，使患者情绪稳定，宁静平和，有利于降低血压，减少血压波动。

气功一般以静功为主，辅以动功，是治疗轻、中度高血压的有效方法，亦可作为重症高血压的辅助疗法。

三线放松功

此功法意在“松”字。所谓三线，即把人体分为前、后、两边三个侧面，每个侧面为一条线。

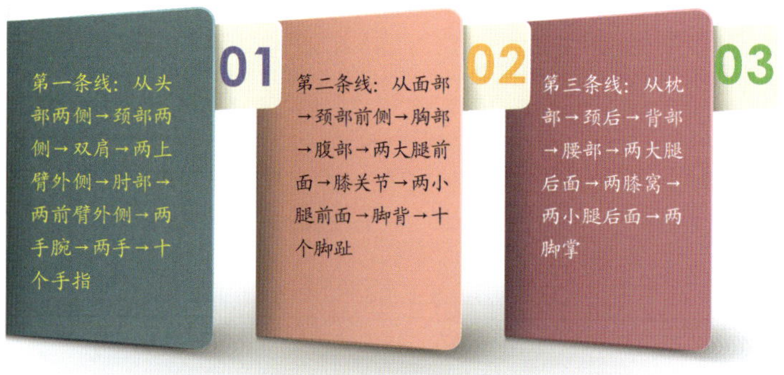

练功的方法

1. 整体放松法

（1）练功时，患者可根据自己的身体情况选择卧姿、坐姿或站姿。含胸拔背，两目垂帘，舌抵上腭，调匀呼吸，意守丹田。

（2）先从第一条线开始，自上而下地放松。放松的过程中要配合腹式呼吸，每呼出一口气，就想到一个部位，那个部位就放松，并默念“松”字（不出声），然后放松下一个部位。放松到手指时，意念在中指端（中冲穴）保持1~2分钟。

（3）完成第一条线后，用同样的方法放松第二条线，放松到脚趾时，意念在蹈趾（大敦穴）保持1~2分钟。

（4）最后放松第三条线，放松到脚掌时，意念在脚心（涌泉穴）保持1~2分钟。

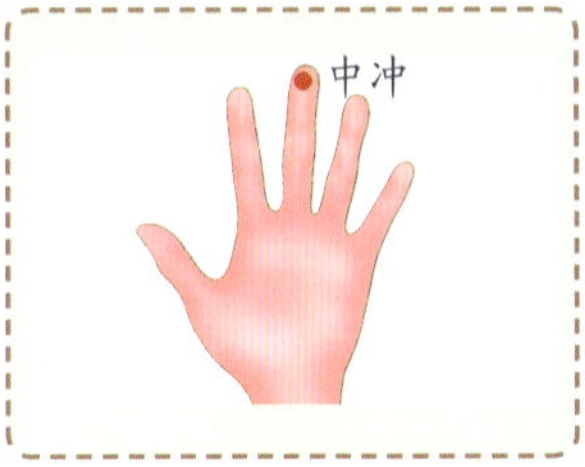

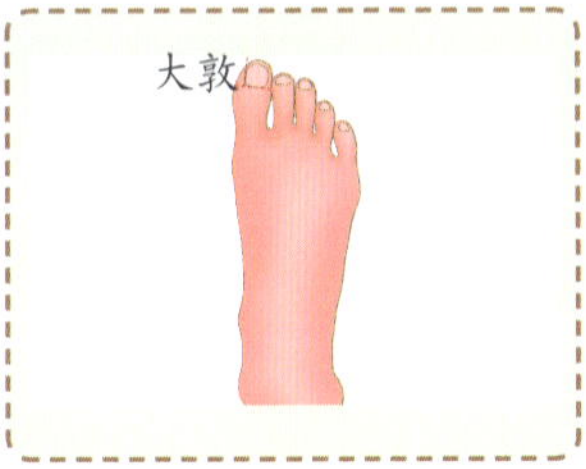

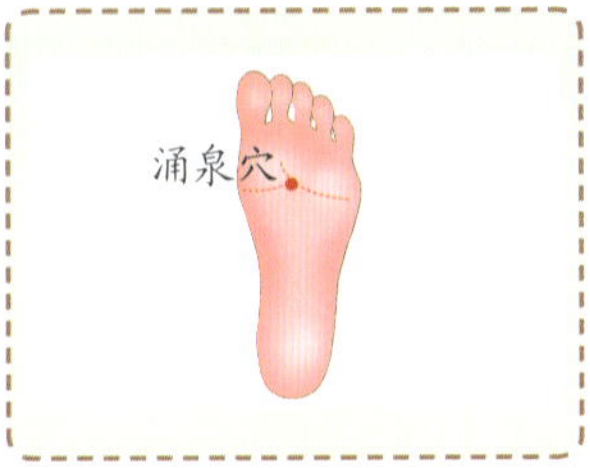

（5）三线放松完成后，意守丹田。如此反复3～5遍，把全身调整到轻松、舒适、自然的状态。

（6）练功结束时，要有一个缓和的收功过程，不可突然停功，以免造成不适。具体方法：先做全身恢复正常活动的思想准备，1~2分钟，然后慢慢睁开眼睛，活动一下肢体，再将两手掌心搓热，从头面→颈→胸腹→四肢，按擦一遍，然后就可以进行正常活动了。

2. 局部放松法

在整体放松的基础上，患者也可根据自身的病症单独对身体的某一不适部位或某一紧张点进行放松。意守于这个部位，默念“松”字20～30次。

注意：

1. 练功的环境要保持安静，练功时要集中精神，排除杂念，情绪稳定，排空大小便，放松衣裤，同时须注意保暖。饱食后或饥饿时不宜练功。

2. 练功过程中，若杂念太多，无法排除时，可暂停练功，活动一下身体，待杂念减少后再继续练功。

3. 练功时或练功后若出现颈、腰、肩或四肢的酸胀强硬感，这是练功姿势不自然所造成的，在调整姿势后这些现象就会消失。

老年保健球——活动手指降血压

保健球活动手指降血压

中医认为，人体十二经络中的手三阳经（即手阳明大肠经、手太阳小肠经、手少阳三焦经）和手三阴经（即手太阴肺经、手少阴心经、手厥阴心包经）在手部相会，全身的脏腑组织器官在手部也有其相对应的部位。手作为肢体的末端部分，最容易遭受外界风寒等邪气的侵袭，使经络阻滞，气血不通，导致身体发生各种异常和疾病，特别是易使血压升高。

保健球运动可全方位活动手指，不但能够疏通经络，调畅气血，增强脏腑功能，还可刺激末梢神经，让手部血管扩张，改善微循环，并促进全身的血液循环，起到辅助心脏供血，调压稳压，防治手麻手抖、指或腕筋骨炎症、高血压、偏瘫后遗症等慢性疾病的作用。

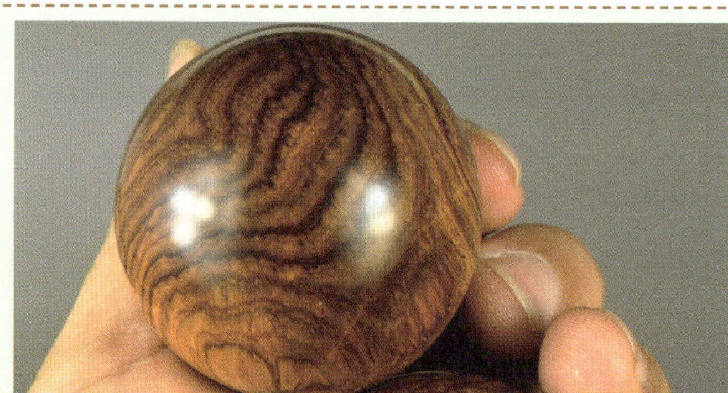

经常搓保健球可疏通经络，协助控压

老年保健球的运动方法

五指捏球

双手五指自然张开，各抓住一个球，各手指用力捏球，停顿片刻，待手指有酸胀感后再放松。一捏一松为1次，反复捏球10~15次。

掌心握球

双手掌心各放一个球，五指自然张开抓在球体上，用力握球片刻，待手部有酸胀感觉后再放松。一握一松为1次，反复捏球10~15次。

虎口夹球

四指并拢，与拇指分开，用虎口夹住一个球，有节奏地用力夹球，可双手同时进行。一夹一松为1次，反复夹球10~15次，以产生酸热的感觉为佳。

双手搓球

方法一：双手掌心相对，夹住一个球，分别按顺时针、逆时针方向各搓球3~5分钟。

方法二：双手五指交叉，用掌心夹住一个球，用力挤压2~3分钟，然后再分别按顺时针、逆时针方向各搓球3~5分钟。

转球

方法一：将双球置于一手掌心中，手指紧贴球体，用力拨动，使双球在掌心中按顺时针或逆时针方向转动。注意在转球时要使双球互相摩擦，而不要碰撞。左右手交替转球。

方法二：将双球置于一手掌心中，手指伸开，用力拨弄双球，使双球在掌心中做离心旋转，即在旋转时双球既不摩擦也不碰撞。顺时针每分钟转150~200次，逆时针每分钟转130~180次。左右手交替转球。

方法三：两手各握两个球，用手指拨动双球，让两手的球同时旋转。此法难度大，要求技术高，但运动效果要比单手更好。

注意：

1. 保健球的材质很多，有石的、钢的、玉石的，及景泰蓝保健球。患者可根据自己的喜好选择保健球，也可以用健身核桃代替。

2. 初练时可选小号球或袖珍保健球，指力增长后再换大一号的。手掌小、手指短，力量小的人，可选择小号球或袖珍保健球；手掌大、手指长、力量大的人，可选中号或大号球。否则，球太小起不到锻炼效果；球太大，手心放不下或没有力量旋转，会损伤手指及前臂，影响锻炼效果。

3. 夏天手多汗，可在手上抹些爽身粉，润滑后再练球。冬天球凉，可先将球捂热再练习。

4. 使用自己的球，不宜交换使用，以防交叉感染。

腹式呼吸——通过降腹压而降血压

腹式呼吸可降血压

中医认为，腹式呼吸是对腹内脏腑进行的一种良性按摩，能够增强心肺功能，改善脾胃的消化吸收功能，有利于舒肝利胆，促进胆汁分泌。另外，通过腹肌一张一弛的锻炼，还能够疏通腹部的经络，调畅脏腑及全身气血的运行，使腹压降低，从而起到降低血压的目的。

腹式呼吸降血压的方法

顺腹式呼吸

方法： 可采取站、坐、仰卧的姿势，但以仰卧的姿势效果最好。

（1）仰卧于床上，身体放松，右手放在腹部肚脐，左手放在胸部。双眼微闭，思想集中，排除杂念。

（2）舌尖抵住上腭，由鼻慢慢吸气。吸气时，胸部保持不动，腹部缓缓向外鼓出至最大限度，这个过程控制在5~6秒。

（3）屏息1秒，然后用口将气徐徐呼出。呼气时，胸部保持不动，腹部慢慢回缩至最大限度，这个过程也控制在5~6秒。

（4）每口气坚持10～15秒，循环往复，保持每一次呼吸的节奏一致，每次练习20~30分钟，以微热微汗为宜。熟练后可将手拿开，只是用意识关注呼吸过程即可。

功效： 改善脏腑功能，调节腹压，有效降低血压。

逆腹式呼吸

方法： 可采取站、坐、仰卧的姿势，但以坐姿且以盘坐为佳。

（1）盘坐，身体放松，腰身挺直，但不可挺胸；双眼微闭，思想集中，排除杂念。

（2）舌尖抵住上腭，由鼻慢慢吸气，吸气时，胸部保持不动，腹部缓缓向内回缩至最大限度，同时紧缩会阴、肛门、双臀，这个过程控制在

5~6秒。

（3）屏息1秒，然后用口将气徐徐呼出，呼气时，胸部保持不动，腹部向外慢慢鼓出至最大限度，这个过程也控制在5~6秒。

（4）每口气坚持10～15秒，循环往复，保持每一次呼吸的节奏一致，每次练习20~30分钟，以微热微汗为宜。

功效：增加吸氧量，有效净化血液、滋养脏腑；全方位按摩腹部器官，消除内脏各处症结，使气血畅通，强健脏腑功能，起到辅助降血压的作用。

注意：

1. 腹式呼吸要做到深、长、匀、细。深，就是每次一呼一吸都要尽全力；长，时间要拉长，节奏要放慢；匀，呼吸要保持匀称；细，就是要细缓，不能粗猛。

2. 练习时注意用鼻吸气、用口呼气。呼吸过程中如有口津溢出，可徐徐下咽。

3. 练习时宜选择空气新鲜的地方。

六个升压小动作，千万不要做

六个升压小动作，千万不要做

日常生活中，一些并不引人注意的动作，往往会导致高血压患者病情恶化，甚至随时会危及生命。所以，高血压患者，尤其是老年人，要尽量避免这些危险动作。

1.趴伏：做趴伏动作时，腹部承受着巨大的压力，人体不能够深呼吸而引起血中氧分不足，腹肌也开始收缩，致使血压升高。

2.用力排便：对于高血压患者来说，一时性的用力屏气排便，会因腹部压力增大、血压骤升而引发危险。

3.衣领太紧：患有高血压的人，如果内衣、衬衫领子太紧，领带系太紧，长期压迫颈静脉，造成脑血管供血不足，会导致脑细胞缺血和缺氧，容易出现意外。

4.突然用力：高血压患者突然用力，有可能引起血压骤升，导致心脑血管病的突发。

5.听节奏过快的音乐：音乐节奏过快会让人精神紧张，内分泌功能会受到影响，血压也会上升。

6.脾气太冲：突然的大发脾气很容易让血压一下子飙升，对心脑血管疾病患者来说相当危险。

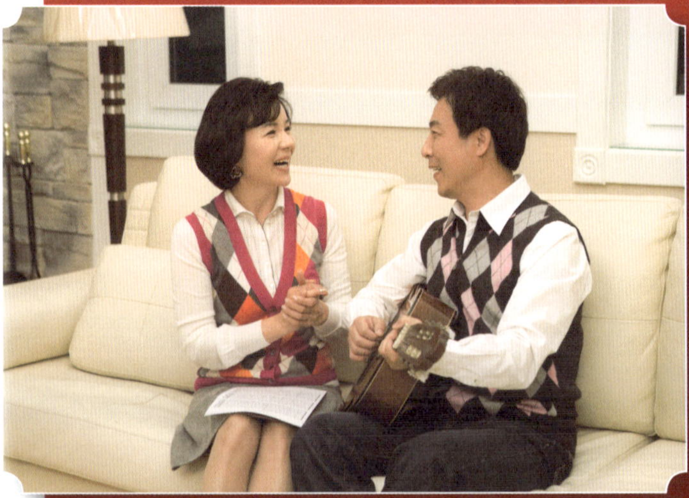

第七章　心平气和，保持血压稳定的情志调畅法

- 要想血压稳定，心境平和很重要
- 积极乐观豁达是气血和畅降血压的法宝
- 不发怒，不动气，保持血压稳定
- 经常听愉悦、舒缓的音乐，可调节情绪降血压
- 常练书法，能排除不良情绪，使心灵宁静无杂念
- 养花种草，可调神解郁降血压

保持心境平和是血压稳定之道

心境平和，血压才会稳定

中医认为，平和的心态、稳定的情绪是血压稳定的重要因素。保持情绪安定、心境平和、精神愉快，有利于脏腑协调，阴阳平衡，气血通畅，对改善高血压患者的自觉症状，稳定和降低血压，均有良好的作用。

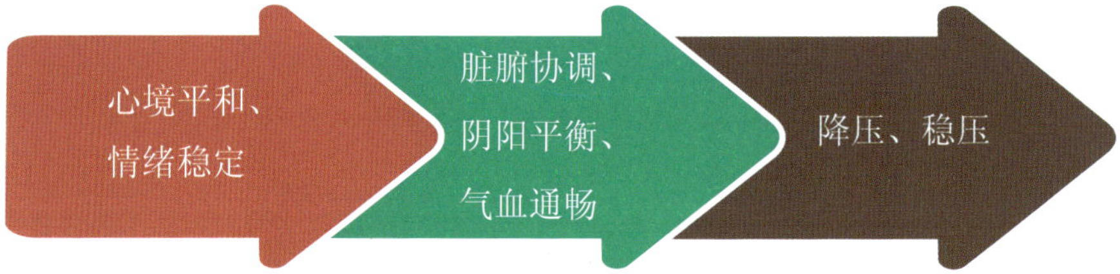

相反，精神紧张、忧郁、猜疑、烦躁等不良心理和精神状态，则会使脏腑功能失调，气血运行阻滞，引起血压波动。

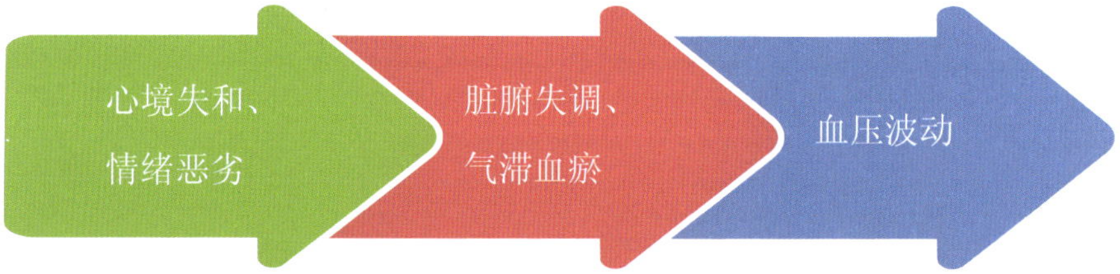

保持心境平和的方法

1. 淡泊寡欲，知足常乐。豁达地面对人生的得失，养成从容不迫的生活态度，工作上进，生活上不攀比，自己认为可以了便知足，这样才能拥有平淡的喜乐，稳定的情绪，使血压保持稳定。

2. 暂时逃避。遇到挫折或不顺心的事情时，可暂时将烦恼放下，去做一些自己喜欢的事，如打球、旅游、跳舞、钓鱼等，等到心情平静时再面对问题，会减少对血压的影响。

3. 深呼吸。盘膝坐下，闭上眼睛做深呼吸，同时静静地观察呼吸，如果无法集中注意力，可以在吸气的时候，默念“吸”，在呼气的时候，默念“呼”。当呼吸变得越来越深沉、均匀时，心情就会逐渐变得平静，血压就会逐渐平稳。

4. 静坐。全身放松，自然盘坐，双手掌心向上，自然摆放于下腹部，双眼微睁，下颌微收，口唇轻闭，舌抵上腭，身体正直(鼻尖与肚脐连线垂直)，自然呼吸。规律的呼吸会使全身心放松，内心平静、轻松、自在，气血畅通，血压稳定。

积极乐观豁达是降压稳压的法宝

积极乐观豁达，气血和畅降血压

《黄帝内经》中说：“喜则气和志达，营卫通利。”意思是说，人在心情愉悦时，能使气血调和，精神调达，营卫之气运行通畅，有益于身心健康。同样，高血压与心理、情绪状态互为因果，不良心理、情绪状态可导致血压升高；患高血压后又可产生抑郁、悲观、猜疑等不良的心理和情绪反应，这些不良的心理状态和情绪刺激会使高血压进一步加重，从而形成恶性循环。

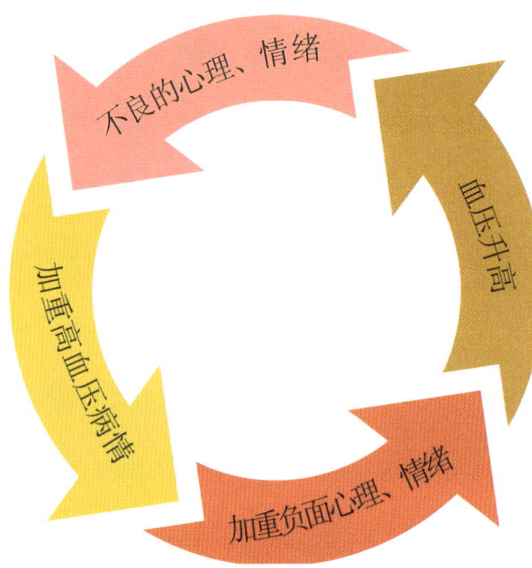

因此，保持乐观的生活态度，用积极向上的态度去看待和解决问题，培养豁达开朗的性格有利于高血压的康复。

培养积极乐观豁达心态的方法

1. 不生闲气、怨气、闷气。对日常工作、生活中的小是小非问题没必要生闲气，对一些人或事没必要总是抱怨或心生怨恨之气，对令自己不高兴的事情没必要生闷气，要及时说出来，以求得到解决或化解。心中没有“三气”，心态自然豁达、开朗，情志舒畅。

2. 难得糊涂。在处理家庭问题、生活琐事以及为人处世上，千万不要在小事上锱铢必较、纠缠不休，让自己精疲力竭，心绪不宁。多一点“糊涂”，少一点执拗，就能让我们心境平静、放松。

3. 到大自然中去。当感觉心情烦闷、焦虑时，可以到野外或公园去散步，利用节假日到风景名胜区去旅游散心、爬山登高，欣赏一下自然界的青山绿水、大好风光，心情自然开朗。

4. 参加文体活动。患者可根据自身的情况参加一些适合自己的文体活动，如养花、喂鸟、垂钓、书法、听音乐、绘画等。这样既可以转移对疾病的注意力，排遣不良情绪，又可以陶冶性情，使人精神愉快，保持血压稳定。

学会制怒，不动气，就能保持血压稳定

怒气可直接导致血压升高

中医认为，怒是情志致病的祸首。怒则气上，可使肝气横逆上冲，血随气逆，不仅伤肝，还会伤心、伤脑，出现血压升高、面红目赤、头痛、眩晕、呕血、昏厥等症状。

很多高血压患者由于一时控制不住怒气，导致病情急剧恶化，发生脑出血、心肌梗死等并发症。因此，控制好自己的情绪，学会制怒，不动气，才能使血压稳定，防止意外。

发怒 → 肝气上逆 → 血随气逆 → 阴虚阳亢→血压升高
血液妄行→呕血、脑出血、心肌梗死等

制怒的方法：

1. 以“理”制怒： 遇到生气发怒的事，要首先想到发怒对身心的危害，用理性控制自己，克服情感上的冲动，使自己冷静下来，如可以在心中反复默念“别生气”“气大伤身”等开解自己的话，也可以在案头或房间里悬挂“制怒”“息怒”的条幅，常会收到一定的效果。

2. 以“忍”制怒： 要有豁达的胸怀和涵养，遇到令人愤怒的事情能忍得住，你可以这样安慰自己，“这只是小事一桩，不值得为这些小事生气”。稍作忍耐，等头脑冷静下来，怒气也随之烟消云散了。

3. 把愤怒的情绪转移： 当发怒时，要学会转移自己的情绪，如出去散散步、打打球、听听音乐等，当注意力从发怒的人或事上转到别的事情上时，往往能使怒气消解，获得情绪上的稳定。

4. 学会宣泄怒气： 当感到生气恼怒时，要善于向知心朋友、家人诉说自己心中的不平和愤怒，这样可以使不快的情绪减轻。再听从他们的劝解和宽慰，心情就会慢慢平复、舒畅起来。

欣赏音乐，可调节情绪降血压

音乐可调节情绪降血压

元代名医朱震亨曾说：“乐者，亦为药也。”意思是说，音乐和药一样，能使人获得身心健康。乐曲的不同节奏、旋律、音调和音色，可对人体起到兴奋、抑制、镇痛等不同作用。高血压患者可经常听一些适宜自己的音乐，能协调身体的生理活动，缓解或消除精神紧张，减轻烦躁、焦虑的情绪，降低交感神经的兴奋性，缓解血管壁的紧张度，令人心情愉快，气血通畅，从而起到降低血压的作用。

高血压患者要选择适合自己的音乐

高血压人群	适宜的音乐特点	作用	代表曲目
肝火亢盛、阴虚阳亢、肝风内动型高血压患者	旋律优美抒情，节奏平稳悠缓	镇静安神，平稳情绪，降压	《渔舟唱晚》《平湖秋月》《汉宫秋月》《摇篮曲》
痰浊内蕴型高血压患者	旋律酣畅，节奏明快	愉悦情绪，解郁化痰，疏肝解压	《花好月圆》《喜洋洋》《雨打芭蕉》《满庭芳》
肝肾阴虚型高血压患者	旋律轻柔，节奏悠缓	醒脑定眩，振奋精神，滋养肝阴	《梅花三弄》《二泉映月》《姑苏行》《梁祝》
阴阳两虚型高血压患者	旋律轻柔、细腻，节奏婉约、流畅	调节神经，双补阴阳，降低血压	《百鸟朝凤》《空山鸟语》《听松》《春江花月夜》《平沙落雁》
肝气郁结、瘀血内停型高血压患者	曲调悠扬，生机勃勃	令人精神愉悦、心情舒畅	《胡笳十八拍》《春之圆舞曲》《蓝色多瑙河》《列子御风》《庄周梦蝶》《江南好》《春风得意》《江南竹丝乐》

注意：

1. 听音乐之前先开窗通风，使室内空气清新，尽量避免外界干扰；排空大小便，并取舒适的体位，休息5~10分钟，然后轻轻闭上眼睛，身体尽量放松，保持情绪稳定。

2. 每次听音乐的时间及音量大小，可根据患者的病情和承受能力决定。一般每日1~2次，每次30分钟，音量控制不超过70分贝，以30次为一个疗程。

3. 强烈刺激的音乐，不但不能降低血压，反而会引起血压升高，因此患者要注意选择好适宜的音乐。

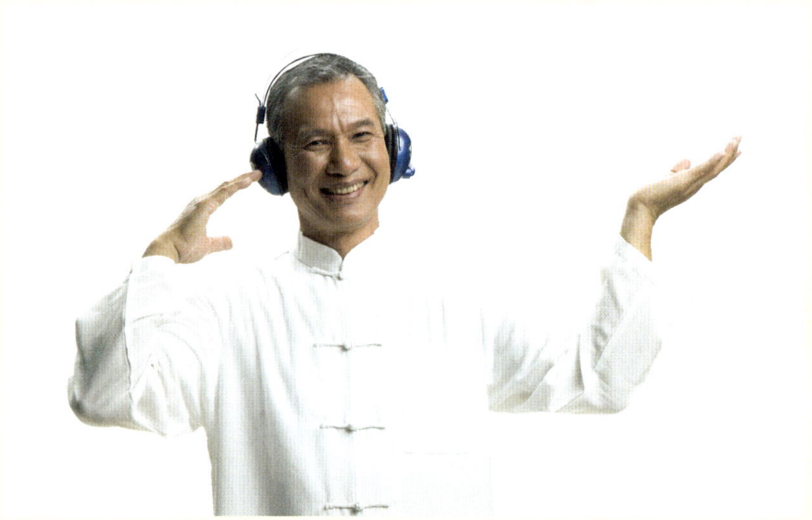

多听舒缓、轻柔、快乐的音乐，能稳定情绪，降血压

练习书法，稳定情绪降血压

常练书法，可稳定情绪降血压

中医认为，书法之所以降压，主要是练习书法时要全神贯注，心正气和，排除杂念，脊椎绷直，骨盆上提，腹壁内收。这种坐姿在气功中有“静坐”之称，能够有效地排除不良情绪，使心灵宁静无杂念，保持情绪平和稳定。

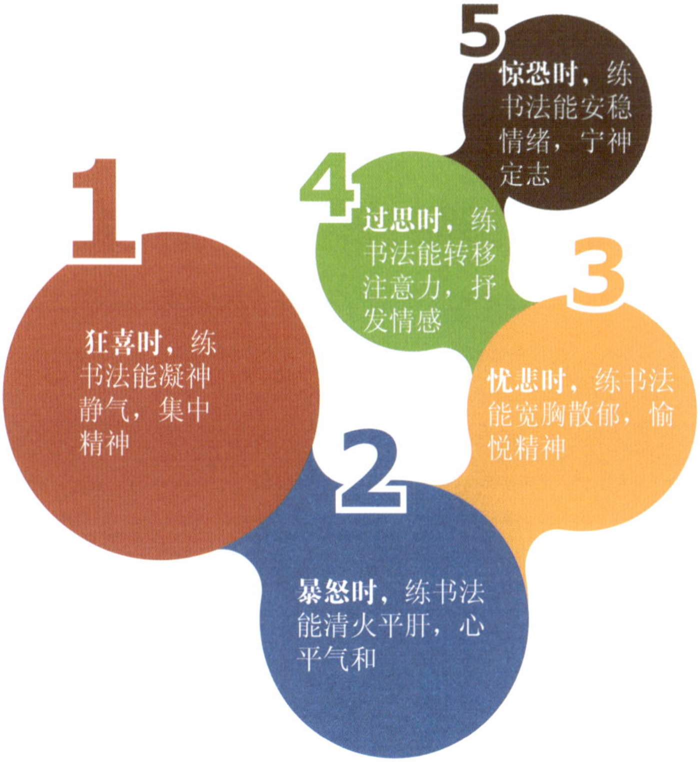

另外，练习书法时，要做到指实、掌虚、腕平；书写时，要悬腕、悬肘，灵活运用手、腕、肘、臂、腰，调动全身的气和力，使全身经络畅通、气血顺畅、阴阳平衡，体内各功能得到调整，血液循环和新陈代谢功能增强，从而起到降低血压的作用。

四字执笔法

捏：拇指与食指“捏”住笔杆中部，能自由转动笔管。

钩：用中指第一个指节的指肚前端从外往里“钩”住笔管。

顶：用无名指甲肉相连之处从后向前“顶”住笔管。

扶：小指紧靠无名指，“扶”着无名指向前“顶”住笔管。

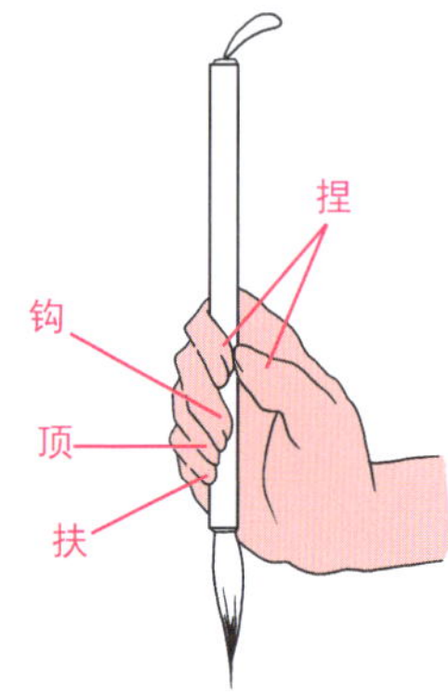

写书法正确姿势

选择适宜的降压字体

书体	特点	作用	适宜人群
楷书	严谨鲜明，沉着稳重	松弛神经，缓解焦虑、紧张、恐惧的情绪	适合于情绪不稳定的高血压、冠心病患者
隶书	从容、圆浑、秀美	缓解焦虑，稳定情绪	适合于焦躁不安、固执偏激的高血压患者
行书	严正安稳、行笔缓慢	抒发郁闷之气，调畅心情	适合于肝气郁结的高血压患者，及手足麻痹、脑血栓患者
草书	行云流水，洒脱烂漫	抒情达性，振奋精神	适合于精神压抑、忧郁的高血压患者
篆书	体态放纵，飘逸奔放	调节心理，平稳情绪	适合于焦虑、紧张、躁动的高血压、冠心病患者

注意：

1. 每次练习书法的时间不宜过长，以30~60分钟为宜，不可操之过急，以免疲劳。

2. 饭后不宜立即练习，以免影响脾胃的消化吸收。

养花种草，调神解郁降血压

养花种草降血压

清代医家吴师机在《理瀹骈文》中说：“七情之为病也，看花解闷，听曲消愁，有胜于服药者也。”可见，养花种草是高血压患者进行情志自我调节的一项非常好的活动。

花草的色彩变化可以调节人的精神情绪，解除郁闷、紧张的心情，特别是蓝、紫、黑、青等冷色的花，给人以安定、镇静的抚慰，能够平肝潜阳，有利于血压下降。

花中的芳香油可通过嗅觉神经传递到大脑，产生“沁人心脾，开窍醒脑”之效，并使全身气血流畅，情志调和，起到调节人体各种生理功能、降压稳压的作用。

花色降血压

花的颜色	代表花草	作用
白色	茉莉花、水仙花、栀子花、白百合等	平静情绪，安抚心灵，舒缓疼痛。适用于焦虑、紧张、头痛的患者
紫色	紫薇、紫罗兰、勿忘我等	驱除烦躁，镇静精神。适用于具有神经质，或者容易烦躁的患者
黄色	菊花、迎春花、腊梅、向日葵、黄色郁金香等	提高自信，舒畅心情。适用于情绪抑郁、恐惧、悲观的患者
绿色	绿萝、龟背竹、仙人掌类植物、松、柏、竹等	缓解紧张，消除疲劳。适用于精神紧张、疲劳倦怠的患者
红色	红色郁金香、红玫瑰、红月季、一串红、红牡丹等	振奋精神，激活能量。适用于精神压抑、绝望的患者
蓝色	蓝色牵牛花、绣球花、蓝玫瑰等	缓解压力，改善睡眠。适用于精神压力大、经常失眠的患者

花香降血压

菊　花——清肝明目，缓解急躁易怒的情绪。
玫瑰花——宽胸活血，稳定情绪，抒发抑郁。
天竺花——镇静安神，促进睡眠。
合欢花——解郁安神，用于心神不安、忧郁失眠。
郁金香——镇静解郁，改善情绪。
茉莉花——振奋精神，消除沉闷，给人轻松、愉悦之感。
薄　荷——醒脑提神，使人舒适惬意，思路清晰。
薰衣草——镇静安神，可治疗神经衰弱、失眠。
桂　花——沁人心脾，增进食欲。

养花种草降血压的方法

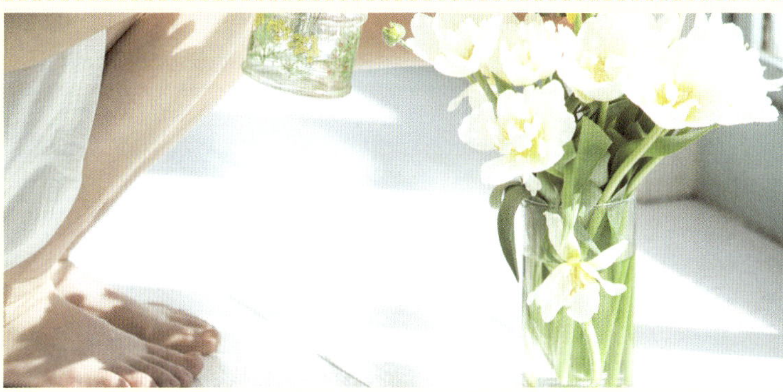

养花种草，可改善抑郁心情

1. **栽花**。可以在庭院、卧室、阳台、客厅等处栽种适宜的花卉，闲暇时，动手给花草松土、浇水、施肥、剪枝。

功效：不仅可以锻炼身体，舒筋活血，还可以缓解精神压力，陶冶情操，有助于保持血压的稳定。

2. **赏花**。可在花木丛中欣赏各种植物和花卉，也可在花圃中散步、静坐，一般每日1～2次，每次15～30分钟。

功效：赏心悦目，消除紧张，缓解疲劳，调节神经，安定心神，降压稳压。

注意：

1.此法可作为Ⅰ、Ⅱ期高血压患者的辅助治疗手段，但哮喘病患者及对花粉过敏者不宜采用。

2.夜来香、丁香、百合、紫罗兰等香味浓烈的花易使高血压和心脏病患者感到抑郁胸闷，故不宜放在卧室等密闭空间内栽培。

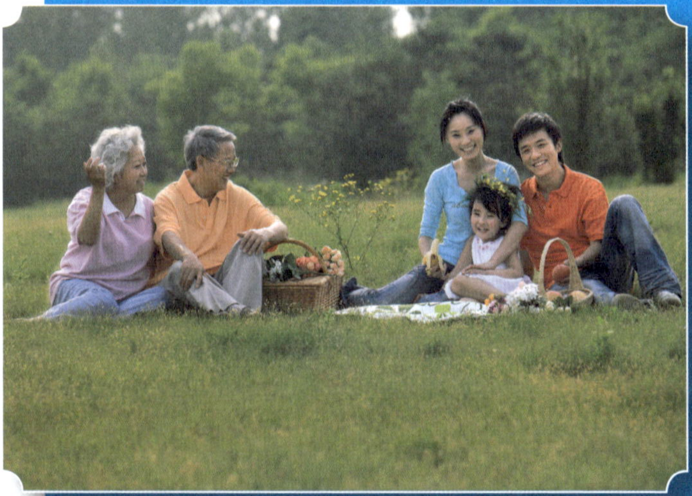

第八章　顺应气候变化，调阴和阳降血压

- 春季高血压调养五重奏：常用效验方、饮食调养、起居调养、精神调养、运动调养
- 夏季高血压调养五重奏：常用效验方、饮食调养、起居调养、精神调养、运动调养
- 秋季高血压调养五重奏：常用效验方、饮食调养、起居调养、精神调养、运动调养
- 冬季高血压调养五重奏：常用效验方、饮食调养、起居调养、精神调养、运动调养

春季：重疏肝清肝，小心血压升高

中医认为，春季属木，与人体的肝脏相对应。春季气候变暖，阳气始发，肝火、肝风、肝阳也随着春季阳气的升发而上升，致使肝阴暗耗而阴虚阳亢，所以春季高血压患者容易出现头晕胀痛、烦躁易怒、面赤耳鸣、少寐多梦、口干口苦等肝阳上亢的症状。因此，高血压患者在春季要注意疏肝、清肝，以防止血压升高或波动过大。

肝阳、肝火、肝风是春季血压升高的主因

肝火旺盛时，人的情绪容易激动、发脾气，肝气上冲，气血上逆，就会引起血压升高。

春季主风，风气通于肝，外风引动内风，容易使气血妄升，引起血压升高。

肝主疏泄，负责调节全身的气血运行，当肝气疏发太过、肝阳亢盛的时候就会出现高血压；如果肝气郁结无法向外抒发，气血运行出现紊乱，同样会诱发高血压。如果血压反复升高还会有脑卒中及心脑血管疾病的危险。

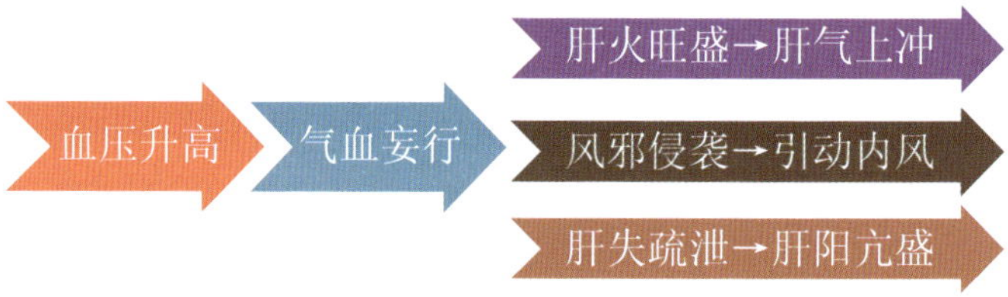

高血压春季常用效验方

效验方	来源	组成	功效主治
柴胡疏肝散	《景岳全书》	柴胡、芍药各12克，陈皮、川芎各6克，香附、枳壳各10克，甘草5克	疏肝行气，和血止痛。用于肝气郁结所致的高血压

续表

效验方	来源	组成	功效主治
逍遥散	《太平惠民和剂局方》	柴胡、当归、白芍、白术、茯苓各12克，甘草6克，生姜、薄荷各3克	疏肝解郁，健脾合营。用于肝郁脾虚、脾失健运的高血压头痛、目眩
加味逍遥散	《内科摘要》	柴胡、当归、白芍、白术、茯苓、牡丹皮、栀子各12克，甘草6克，生姜、薄荷各3克	疏肝健脾，和血调经。用于肝脾血虚、化火生热的高血压
桑菊平肝汤	《杨介宾方》	桑叶、菊花、黄芩各10克，生地黄、夏枯草各20克，白芍、钩藤、天麻各15克，牡蛎、石决明各30克，甘草6克	滋养肝肾，平降肝阳。用于肝阳上扰出现头痛眩晕、头重脚轻、耳鸣、少寐、心烦、易怒、面部烘热

高血压患者春季的饮食调养

春季肝气旺盛，会影响脾胃的消化吸收功能，所以高血压患者在春季要特别注意饮食调养，既要疏肝清肝，又要保养好脾胃。

宜

- 清淡、少盐，每天摄盐量最好控制在4～6克。
- 多喝水，每天至少要补水2500毫升，以补充体液，增强血液循环，稳定血压。
- 多吃甘温食物以补益脾胃，如瘦肉、禽蛋、大枣、南瓜、胡萝卜、玉米、山药等。
- 多吃具有疏肝清肝作用的食物，如芹菜、萝卜、海带、菠菜、荠菜、佛手、玫瑰花等。
- 多吃富含钾、钙的食物，如香蕉、扁豆、冬菇、油菜、豆浆、牛奶、菠菜等。

忌

- 避免饮食无节制、时饥时饱、过饥过饱，偏食或进食生冷、寒凉、不洁食物。
- 少吃酸性食品，以免肝气过盛而损害脾胃。

- 少吃辛辣、肥甘厚腻的食物，如辣椒、动物内脏、肥肉、鱼子、奶油等。
- 戒烟，少饮酒。

推荐食疗方

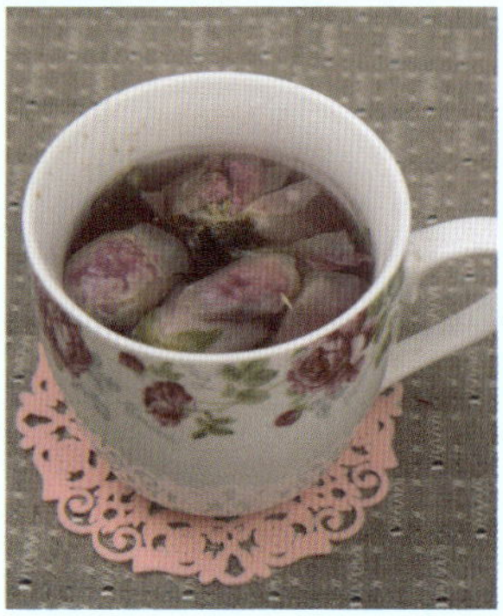

玫瑰花茶

原料：玫瑰花10朵。

做法：将玫瑰花放入杯子中，用沸水冲泡即可。

用法：代茶饮，每日1剂。

功效：疏肝解郁，理气和胃。适用于春季高血压患者兼有肝胃不和、肝气郁结者。

高血压患者春季的起居调养

监测血压	春季温差大，血压容易波动升高，患者宜坚持每天监测血压，如发现血压波动过大，要及时就医
保证睡眠	早睡早起，每天保证6~8小时睡眠，以顺应自然升发之阳气；睡眠质量较差的老年人，可适当增加半小时的午睡时间
缓慢起床	早上醒来后不要立即起床，应先在床上仰卧，活动一下四肢和头颈部，伸一下懒腰，然后慢慢坐起，活动上肢，再下床活动，避免血压急剧升高
春捂防病	春季气候乍暖还寒，应坚持“宁多勿少、宁慢勿快、下厚上薄”的减衣原则；要注意头部、背部、双脚的保暖，以利于血压的调控
服饰宽松	长发者披开头发，服饰宜宽松、舒适，以使形体舒展，气血顺畅

高血压患者春季的精神调养

春季风气通于肝，肝喜条达恶抑郁，不良的情绪刺激会引起肝络失畅，气血失调，血压升高。因此，高血压患者在春季要注意保持畅快的心情和稳定的情绪。

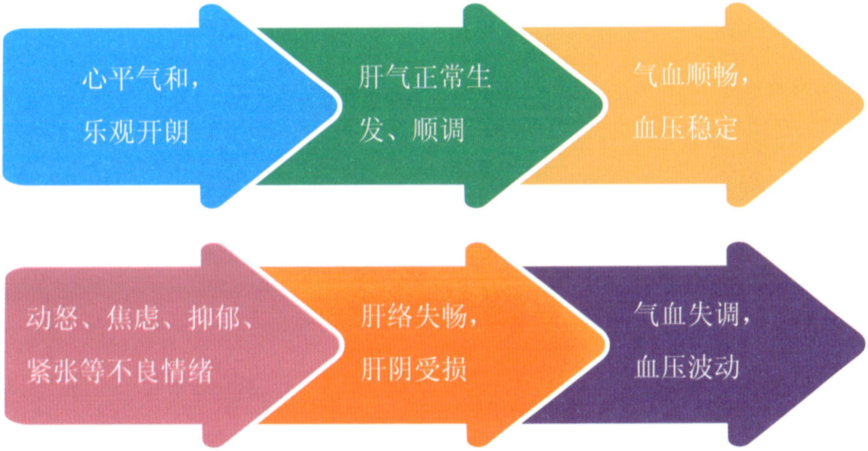

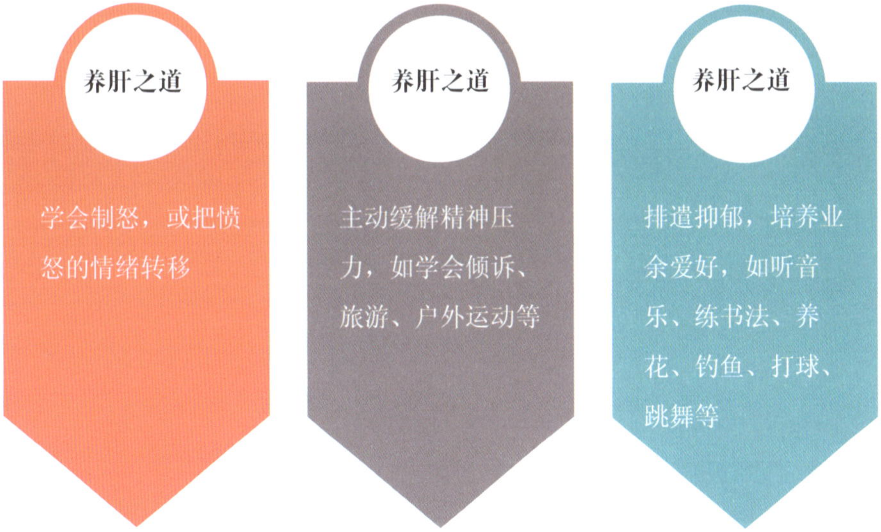

高血压患者春季的运动调养

宜

时间	早上10时后，下午或傍晚；每次30分钟至1小时，以不感到疲劳为度
场地	公园、河湖水边、庭院等空气新鲜处
锻炼项目	散步、慢跑、春游、打乒乓球或羽毛球、打太极拳、交谊舞等
运动前	做好充分的准备活动，舒展肢体，以防运动损伤
运动后	补充温开水，以少量、多次、缓饮为准则；用干毛巾及时擦干汗液；衣服潮湿要及时更换，以免着凉

忌

- 忌做过分剧烈的运动，或过分弯腰低头。
- 忌过度劳累或出汗。
- 大风天气不宜外出锻炼。

夏季：重养心阴清心火，平稳控压过暑天

中医认为，夏季属火，与心对应，是一年中阳气最盛的季节。夏季气温升高，湿度增大，很容易耗伤人体的阴血、阴气，因此高血压患者在夏季常会出现头晕脑涨、情绪烦躁、烦渴、四肢困倦、胸闷呕恶、便秘或大便溏泻而不爽等症状，发生心、脑、肾等并发症的概率明显高于其他季节。因此，在夏季，高血压患者除了要注意心神的调养，还要注意养阴、清火、祛湿，以稳定血压，平稳地度过炎炎夏日。

暑邪、湿邪是夏季血压波动的主因

暑为夏季火热之气所化，火热属阳，故暑为阳邪。阳性升发，侵犯人体而多汗，出汗多，血液黏稠度增加，血流缓慢、血压骤降，容易形成血栓。

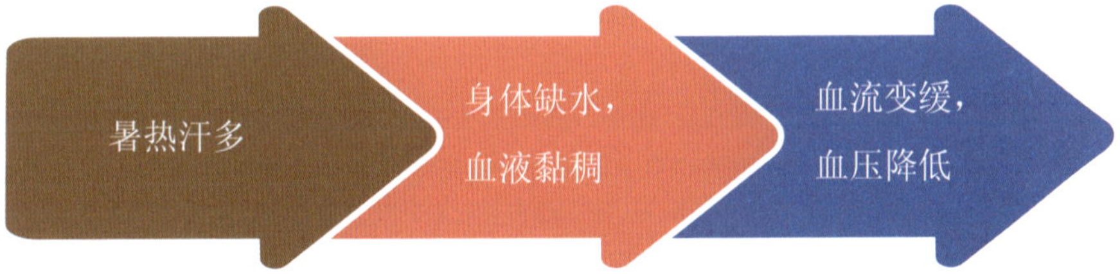

夏季多雨而潮湿，热蒸湿动，使空气中的湿度增加，故湿为阴邪。湿热之邪侵入人体，会使体内的气机失常，水液代谢出现障碍，过多的水液滞留体内，形成湿阻而使血流变慢，血压降低。

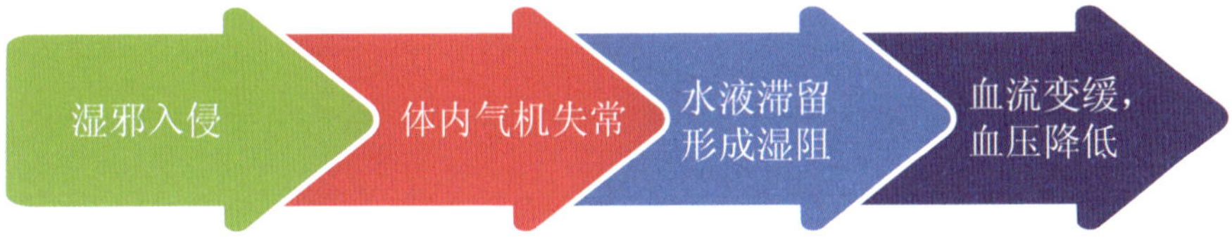

由于暑热潮湿，夏季往往是晚睡早起，睡眠时间减少，睡眠质量下降，易造成自主神经紊乱，入睡后迷走神经兴奋，血管收缩，致使夜间血压升高，有可能导致出血性脑卒中。

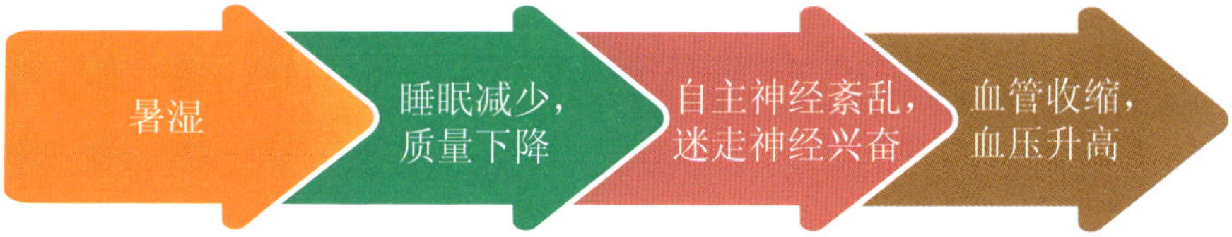

高血压夏季常用效验方

效验方	来源	组成	功效
香薷饮	《太平惠民和剂局方》	香薷、白扁豆各12克，厚朴10克	祛暑解表，化湿和中。用于高血压兼有暑湿吐泻者，症见恶寒发热、无汗头痛、头重身倦、胸闷泛恶或腹痛吐泻等
藿香正气散	《太平惠民和剂局方》	藿香15克，大腹皮、白芷、紫苏、茯苓、半夏曲、白术、厚朴、大枣各12克，炙甘草10克，陈皮、桔梗各6克，生姜3克	解表化湿，理气和中。用于高血压属感寒伤湿、脾胃失和者，症见霍乱吐泻、发热恶寒、头痛、胸膈满闷、脘腹疼痛等
沙参麦冬汤	《温病条辨》	沙参、玉竹、生扁豆各15克，冬桑叶、天花粉、麦冬各12克，生甘草6克	清燥润肺。用于高血压兼有肺阴亏虚者，症见肺燥阴伤、干咳少痰、口渴、咽干内热等
清暑益气汤	《温热经纬》	西洋参、麦冬各5克，石斛、荷梗、粳米各15克，黄连、甘草各3克，竹叶、知母各6克，西瓜翠衣30克	清暑益气，养阴生津。用于高血压属肝肾阴虚，夹有暑热者，症见身热汗多、心烦口渴、小便短赤、体倦气少、精神不振等
凉肝汤	《岳美中方》	百合、菊花、草决明、生地黄、夏枯草、白芍各12克，桑寄生9克	凉肝滋阴，息风止眩。用于阴虚阳亢型高血压，症见头晕胀痛、每因劳累或情绪波动而加重，偶有心悸、耳鸣等

高血压患者夏季的饮食调养

夏季气候炎热，人的食欲下降，脾胃功能较弱，水分丢失较多，所以在夏季，高血压患者应注意健脾养胃，清心火，养心阴。

宜

- 饮食宜清淡、有营养、易消化。
- 适当多吃一些清心火、养心阴的食物或中草药，如莲子、苦瓜、西瓜、绿豆、莲子心、银耳、百合、荷叶、菊花、麦冬、酸枣仁等。

忌

- 少食辛辣、黏腻、肥甘厚味的食物。
- 戒烟酒。

推荐食疗方

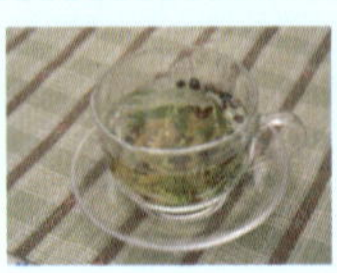

莲心麦冬饮

原料：莲子心3克，麦冬、酸枣仁各5克。

做法：将上三味药一起放入砂锅中，加入适量清水，煎煮15分钟，去渣取汁即可。也可以直接将三味药放入杯中，用沸水冲泡，加盖闷10分钟即可饮用。

用法：代茶饮，每日1剂。

功效：养心阴，清心火，宁心安神。适用于夏季高血压兼有烦渴、虚热失眠者。

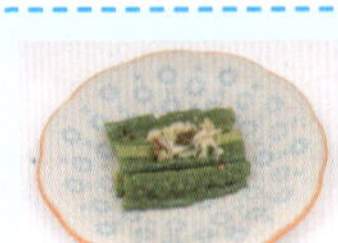

凉拌苦瓜

原料：苦瓜1根，大蒜2瓣，豆瓣酱、酱油、盐、香油各适量。

做法：①将苦瓜洗净，切条，放入沸水中焯一下，捞出浸凉后，拧干水分；大蒜去皮，捣成泥。②将苦瓜条用盐腌制5分钟，然后挤出水分，放到凉水中浸凉，捞出沥水，放入蒜泥、豆瓣酱、酱油、香油，拌匀即可。

用法：佐餐食用。

功效：清热祛暑，清心明目，利尿凉血。用于高血压兼有暑热烦渴、目赤肿痛、少尿等症。

高血压患者夏季的起居调养

监测血压	高血压夏季情况多变，患者宜每日坚持测量血压，并做好记录，以了解血压的波动规律。尤其是感觉疲劳、心悸、头晕脑涨等不适时，一定要测量血压，血压波动大时及时找医生咨询
保证睡眠	居室环境宜安静、舒适、温度适宜，以保证白天休息和夜间睡眠的时间和质量；晚睡早起，以适应自然界阴盛阳衰的变化；可午睡1小时，以补充夜间睡眠的不足
防暑降温	室外温度较高时尽量减少户外活动；每天用温水洗澡或游泳，也有降温除暑之效；可在树荫下、凉台上、水亭中纳凉，但时间不宜过长，以防贼风入侵得阴暑证；科学使用空调，温度不可调得过低，保持室内温度恒定在27～28℃为宜
勤换衣物	夏季天热多汗，衣物要勤洗勤换，久穿湿衣或穿刚晒过的衣服都会使人得病

高血压患者夏季的精神调养

夏季气候炎热，心火亢盛，易躁易怒，易使血压迅速上升。所以高血压患者在夏季要注意心神的调养和情绪的稳定。

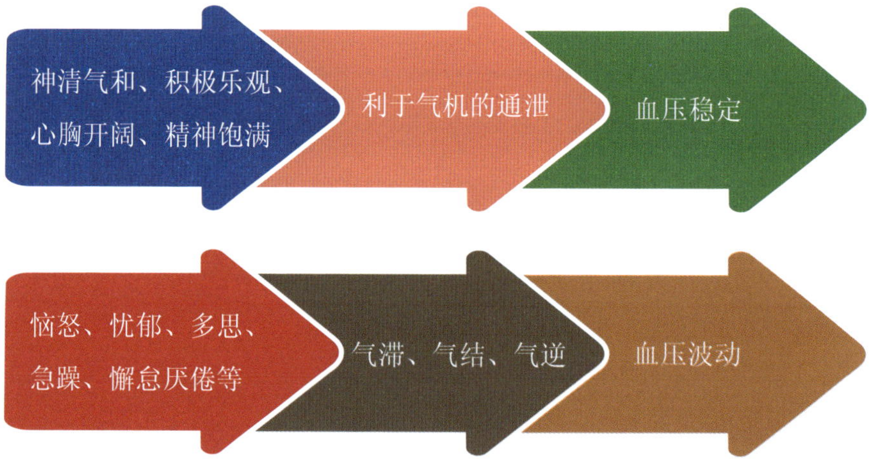

养心安神之道

- 清心寡欲，切勿大喜大悲
- 闭目养神，排除杂念
- 静则神安，每日静坐15~30分钟，或听轻音乐、看风景画、钓鱼、练书法等
- 慢养心，减缓生活节奏，切勿劳累

高血压患者夏季的运动调养

宜

时间	傍晚较凉爽时，活动持续时间控制在30~60分钟
场地	公园、河湖水边、庭院等阴凉处，有条件者最好去高山森林、海滨地区疗养
锻炼项目	散步、慢跑、春游、打乒乓球或羽毛球、打太极拳、交谊舞等
运动前	做好充分的准备活动，舒展肢体，以防运动损伤
运动后	出汗过多时宜适当饮用淡盐开水或绿豆盐汤；休息半小时再洗澡、换衣

忌

- 忌做过分剧烈的运动。
- 出汗过多时切不可大量饮用凉开水。
- 不要立即用冷水冲头、淋浴，否则易引起寒湿痹症、“黄汗”等多种疾病。

秋季：重调肺气，不让血压波动最关键

中医认为，秋季属金，与肺相应。秋季气候开始转凉，阳气逐渐收敛，阴气逐渐充盛。秋季“燥气当令”，高血压患者容易出现口干、唇干、鼻燥、咽干、咳嗽有痰、大便干结、皮肤干燥等症状，因此，在秋季，高血压患者要注意滋阴润燥，调养肺气，以防止血压波动。

湿热、燥邪、寒邪是秋季血压波动的主因

秋季气候前温后寒，初秋暑气尚盛，长夏主湿，湿邪入侵人体，体内水液代谢障碍，日久聚成湿浊，郁结化热伤阴，虚阳上扰，血压升高。

初秋有夏热余气，燥邪与温热之邪结合，侵犯人体，灼伤阴液，导致肾阴亏损，水不涵木，虚阳上扰，血压升高。

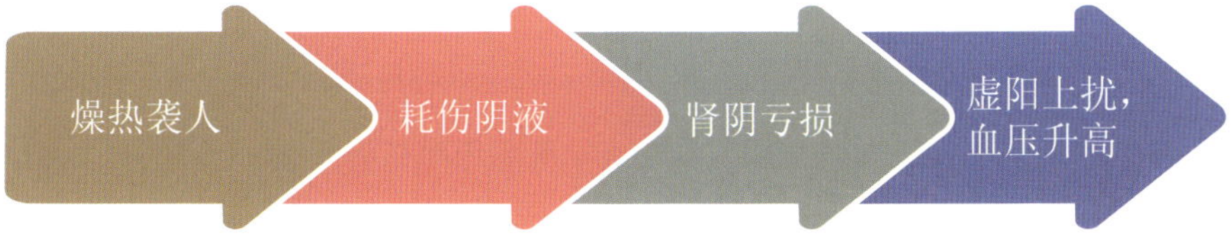

深秋气温下降，燥邪与寒邪结合，侵犯人体，耗津伤肺，累及肝肾，肝肾阴虚，引发高血压。

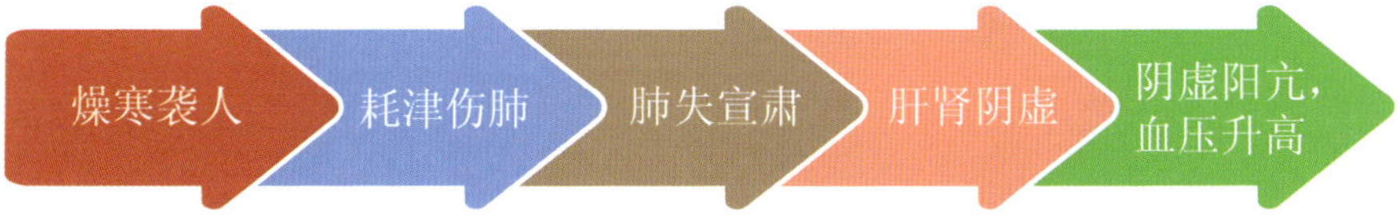

高血压秋季常用效验方

效验方	来源	组成	功效
三仁汤	《温病条辨》	飞滑石、生薏苡仁18克，杏仁15克，白通草、白豆蔻仁、竹叶、厚朴各6克，半夏10克	清利湿热，宣畅气机。适用于高血压夹湿滞者，症见头痛恶寒、身重疼痛、面色淡黄、胸闷不饥、午后身热、舌白不渴等
二陈汤	《太平惠民和剂局方》	半夏、橘红各15克，白茯苓9克，甘草5克，生姜3克，乌梅1个	燥湿化痰，理气和中。适用于高血压夹有湿痰者，症见痰多色白易咳、胸膈痞闷、恶心呕吐、肢体困倦，或头眩心悸
小陷胸汤	《伤寒论》	黄连5克，半夏10克，瓜蒌12克	清热涤痰，宽胸散结。适用于高血压兼有水肿、胸脘痞闷、烦热口渴、小便短赤，或大便干燥、咽痛者
三子养亲汤	《韩氏医通》	白芥子、苏子各10克，莱菔子15克	温化痰饮，降气消食。适用于高血压兼有咳嗽喘逆、食少痰多者
养阴清肺汤	《重楼玉钥》	生地黄、麦冬、玄参、炒白芍各12克，生甘草、牡丹皮各6克，贝母10克，薄荷3克	养阴清肺。适用于高血压兼有肺肾阴虚、口干舌燥、咽喉肿痛、身热不退者

高血压患者秋季的饮食调养

秋季气候干燥，燥气易伤肺伤津液，导致肺阴亏损不足。因此，高血压患者在秋季饮食应注意补阴润燥，调养肺气。

宜

- 饮食宜清淡，每天食盐量（包括鸡精、味精等）应控制在5克以内。
- 控制食量，多喝水，以防秋燥。

◆ 适当多吃一些润燥、降压的食物，如冬瓜、萝卜、西红柿、藕、海带、梨、猕猴桃、柚子、山楂、苹果、香蕉、柑橘等。

◆ 应以清补为主，多吃一些营养丰富，又有降压作用的食物，如山药、莲子、银耳、百合、鱼、虾、禽肉等，以增强机体的抗病能力。

忌

◆ 忌暴饮暴食。

◆ 少吃肥甘厚腻、辛辣、甜粘之品。

◆ 少吃牛肉、羊肉、狗肉等温热食物，以免助热伤津。

推荐食疗方

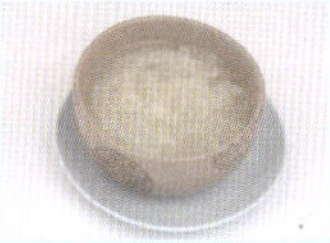

银耳粥

原料：水发银耳30克，糯米100克，冰糖20克。

做法：①将银耳择洗干净，糯米淘洗干净。②将糯米放入锅中，加入适量清水煮粥，粥八成熟时放入银耳，继续煮至粥熟，放入冰糖，再煮沸即可。

用法：可做早晚餐食用。

功效：滋阴润肺，养胃生津，益气和血。适用于高血压秋季燥热伤津者，症见口干咽燥、虚劳咳嗽、痰中带血等。

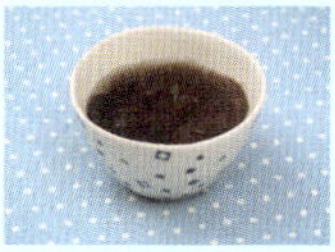

香蕉皮玉米须茶

原料：香蕉皮、玉米须各30克，冰糖适量。

做法：将香蕉皮、玉米须一起放入砂锅中，加入适量清水煎煮20分钟，滤渣取汁，放入冰糖溶化即可。

用法：代茶饮，每日1剂。

功效：清热平肝，利尿降压。适用于高血压秋季肝火亢盛、肝阳上亢者。

高血压患者秋季的起居调养

监测血压	秋季早晚温差大，血压易波动，患者宜每日坚持测量血压，并做好记录，以了解血压的波动规律。如出现心悸、头晕、头痛、恶心等情况后要立即静卧，及时就医
保证睡眠	应早睡早起，以顺应阳气的收敛，使肺气得以舒展；每日午睡30分钟至1小时，无条件平卧入睡时，可仰坐在沙发或椅子上闭目养神，使全身放松，这样有利于血压稳定
缓慢起床	秋季早晨气温较低，醒来后不要立即起床，应遵循“三个半”原则，即醒后平躺半分钟，坐起后保持半分钟，把腿放在床沿坐半分钟。早起放慢动作和节奏，能避免血压急剧升高
防寒保暖	秋季早晚温差大，不要贪凉，夜温低要盖好被褥，以免受凉，日间衣着不宜过厚，以不着凉为度；洗脸、刷牙用温水；外出时要带好帽子、手套、围巾，注意头部和四肢的保暖
注意体位变化	轻蹲慢起，避免由于体位性低血压导致的晕厥和摔跌
预防便秘	秋季气候干燥，要多喝水，多吃粗纤维食物，预防便秘发生

高血压患者秋季的精神调养

秋风肃杀，秋雨绵绵，给人一种凄凉之感，容易使人产生悲忧的情绪变化。秋主肺，肺主气，悲忧易于伤肺，肺气不宣或不降都会引起血压波动。所以高血压患者在秋季要注意保持清净、安宁、积极向上的乐观情绪，以良好心情抵御秋燥肃杀之气，使肺气舒展、血压稳定。

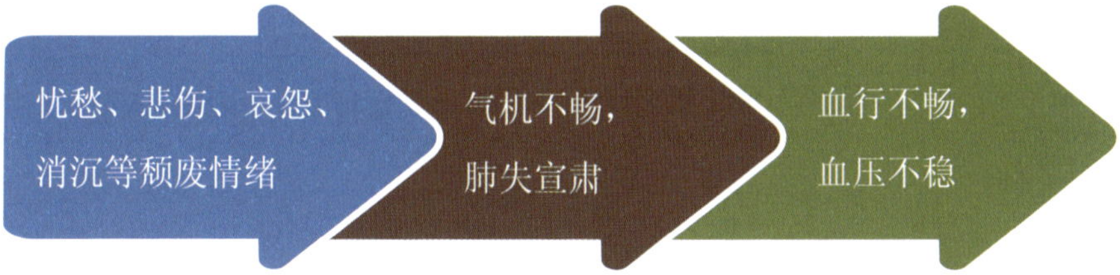

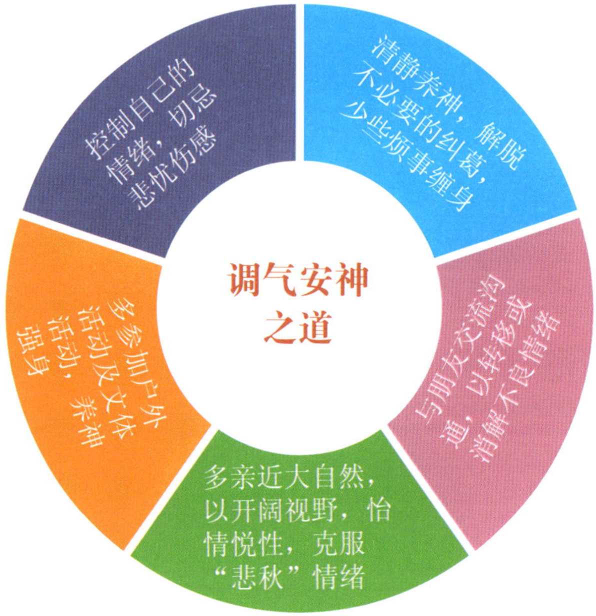

高血压患者秋季的运动调养

宜

时间	上午10时后或下午，每次30分钟至1小时，以不感到疲劳为度
场地	公园、庭院、运动场等有阳光的地方
锻炼项目	散步、慢跑、骑自行车、广播体操、太极拳、气功等
运动前	做好充分的准备活动，舒展肢体，以防运动损伤
运动后	多喝开水，以少量、多次、缓饮为准则；多吃些滋阴、润肺、补液生津的食物，如梨、苹果、甘蔗、芝麻、蜂蜜、银耳等，以防秋燥，达到清肺热、利咽喉的目的

忌

- 忌过量运动，以防出汗过多，阳气耗损。
- 运动时不要穿得过少，身体发热时不宜一下脱得太多。
- 切忌穿汗湿衣服在冷风中逗留，以免着凉。

冬季：重养肾阳，以防阳气虚衰血压升高

中医认为，冬季属水，与肾对应，是人体阳气潜藏的季节。冬季气候寒冷，“寒气通于肾”，易损伤阳气，使高血压患者出现易感风寒、头晕耳鸣、腰膝冷痛、形寒肢冷、下利清谷、小便清长、水肿等症状，还可影响其他脏腑的生理功能。因此，高血压患者在冬季要注意防寒保暖，养好阳气，维持血压稳定。

寒邪、湿邪是冬季血压波动的主因

寒为阴邪，与人体阳气相对立。人体阳气旺盛，寒邪不易侵入，人体就不易生病。若人体阳气不足，或阴寒之邪气盛，阳气不足以驱逐阴寒，人体就会感受寒邪，使阳气受损，失去正常的温煦气化作用，从而无力推动气血津液的正常运行，就会引起血压波动。

肾主水，脾主湿，水湿同类，湿积日久则损伤脾、肾阳气，阻遏气机，水湿停滞，血行不畅，血压不稳。

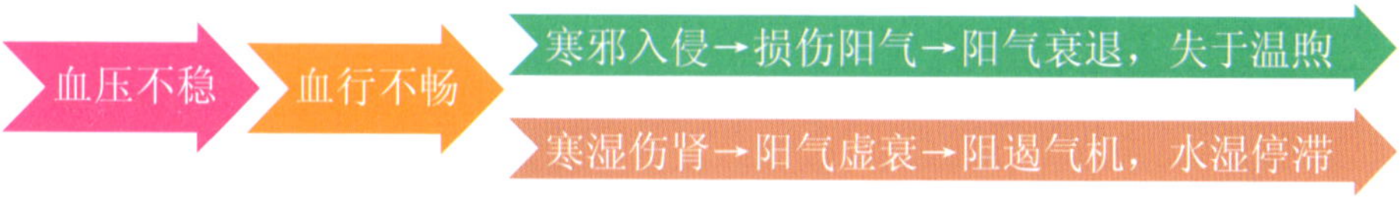

高血压冬季常用效验方

效验方	来源	组成	功效
二至丸	《医方集解》	女贞子、墨旱莲各15克	补肾养肝。用于冬季高血压属肝肾阴虚者，症见头晕眼花、失眠多梦、腰膝酸软、口苦咽干、下肢痿软、遗精等
大补元煎	《景岳全书》	熟地黄20克，枸杞子、杜仲、当归、党参、淮山药、菟丝子、益智仁、桑螵蛸各15克，山茱萸、炙甘草各10克	补益肾气，救本培元。用于高血压属肾气虚者，症见头晕目眩、耳鸣、神疲乏力、气短、面色㿠白、腰膝酸软、小便清长或失禁、男子早泄或滑精、女子带下清稀等

续表

效验方	来源	组成	功效
四神丸	《证治准绳》	肉豆蔻、五味子各9克，补骨脂15克，吴茱萸6克	温补脾肾，涩肠止泻。用于脾肾阳虚所致的五更泄泻、面色晄白、形寒肢冷、腰腹冷痛、小便短少等
缩泉丸	《妇人良方》	乌药、益智仁等份	温肾驱寒，缩尿止遗。用于老年性高血压兼有下元虚冷、小便频数者
玉屏风散	《丹溪心法》	防风、白术各15克，黄芪20克	益气固表，驱邪止汗。用于高血压兼有表虚自汗或表虚易感风邪者

冬季高血压患者的饮食调养

冬季气候寒冷，为封藏之季，人体内应贮存一定的能量，为来年的“春生夏长”做准备。因此，高血压患者在冬季的饮食既要滋补阴阳，又要注意降压。

宜

◆ 饮食宜清淡、少盐，每天的食盐量要控制在5克以下。

◆ 饮食有节制，每餐吃八分饱即可，尤其是晚餐要少吃，以免加重胃肠负担，影响血压稳定。

◆ 多吃一些温热性的食物，特别是能够温补肾阳的食物，如黑米、羊肉、狗肉、牛肉、鸡肉、鳝鱼等。

◆ 多吃富含优质蛋白质和钙的食物，如大豆及豆制品、鱼、禽蛋、奶等，以增强机体的抗病能力。

◆ 多吃新鲜果蔬，及时补充水分，防止便秘。

忌

◆ 忌随意进补卵磷脂、深海鱼油、野山参、白参等补药，以免发生危险。

◆ 少吃辛辣、高盐、高糖、高脂肪的食物。

◆ 忌浓茶、咖啡、烟，少喝酒。

推荐食疗方

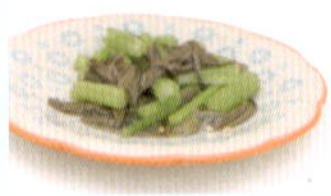

淡菜拌芹菜

原料：淡菜10克，芹菜50克，香油、盐、醋各适量。

做法：①将淡菜用开水发软，洗净，放入沸水中煮熟。②将芹菜择洗干净，切段，与淡菜一起放入盘中，放入香油、盐、醋，搅拌均匀即可。

用法：佐餐食用。

功效：补肝益肾，平肝降压。适用于高血压属肝肾阴虚、肝阳上亢者，症见血压偏高、眩晕头痛等。

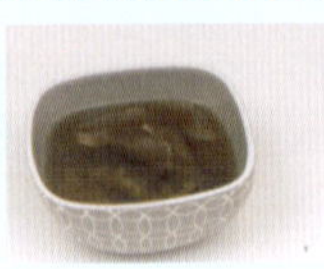

肉苁蓉羊肉粥

原料：肉苁蓉15克，精羊肉100克，大米50克。

做法：①将肉苁蓉放入砂锅中，加入适量清水煎煮20分钟，去渣取汁。②将羊肉洗净，切片，焯水。③将大米淘洗干净，放入锅中加水煮粥，粥将熟时放入肉苁蓉汁及羊肉，再同煮片刻即可。

用法：每日早晚温热服食。

功效：补肝肾，益精壮阳，抗衰老，阴阳双补。适用于高血压兼有腰膝冷痛、筋骨无力、肾虚阳痿、性功能衰退等症。

注意：大便泄泻、相火偏旺者忌服。

高血压患者冬季的起居调养

监测血压	冬季早晚温差大，血压易波动，患者宜每日坚持测量血压，并做好记录，以了解血压的波动规律。如出现手脚麻木、头晕，或者反复眩晕、走路不稳等情况后要立即静卧，及时就医
作息规律	起居有常，作息有时，劳逸结合，顺乎冬天的自然规律；早睡晚起，早睡以养阳，待日出后起床以养阴；最好每天吃药的时间保证在同一个时间段，以使药效发挥最大的效果
环境舒适	室内温度、湿度要适宜，温度保持在22~28℃，湿度保持在50%~60%，如燃煤取暖要注意防止煤气中毒；经常通风换气，使室内空气流通、新鲜，接受阳光照射

续表

防寒保暖	冬季室内外温差大，进出房间时应该注意适应温差变化，避免冷、热的突然刺激；早上醒来后不要立即离开被褥，先在被褥里活动身体，等室内变暖时再起床；及时增添衣物，外出时要带好帽子、手套、围巾，注意头部和四肢的保暖；用温水刷牙和漱口；洗澡前要先将浴室烘暖再进去洗浴；睡前可用温水泡脚，以促进血液循环，提高睡眠质量；夜间如厕应穿着暖和
节制房事	纵欲会导致体内精气过多外泄，降低机体的抗病能力，故患者冬季宜节制房事，以固护阴精

高血压患者冬季的运动调养

宜

时间	在温度较好的时段进行，如上午10时后、中午或下午；每次30~60分钟，以不感到疲劳为度
场地	公园、庭院、操场、广场、运动场等向阳的地方
锻炼项目	散步、慢跑、打球、广播体操、太极拳、气功等
运动前	做好充分的准备活动，舒展肢体，以防运动损伤
运动后	多喝开水，以少量、多次、缓饮为准则；注意保暖，运动后要及时穿上外套，如出汗要马上擦干，内衣潮湿应尽快更换，避免受寒

忌

- 忌晨练过早，以免血管受冷骤然收缩，导致血压迅速升高。
- 忌运动时间过长，运动量过大，以防出汗过多，阳气耗损。
- 忌做头部位置较低的动作，如倒立、俯卧撑等。
- 大风、雨雪天气不宜进行户外运动，以免受寒或摔倒。

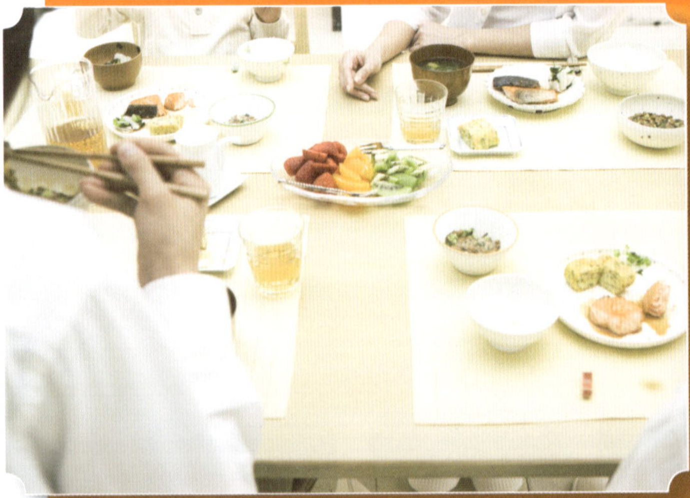

第九章　高血压特殊人群的日常调理方案

- 了解老年高血压的发病原因、特点
- 了解妊娠期高血压的发病原因、特点
- 了解更年期高血压的发病原因、特点
- 了解青春期高血压的发病原因、特点
- 了解儿童高血压的发病原因、特点
- 按不同人群实施日常调理方案，安排好一日食谱

老年高血压患者的日常调理方案

老年性高血压是指年龄65岁以上，血压值持续或非同日3次以上超过标准血压诊断标准，即收缩压≥140mmHg和/或舒张压≥90mmHg者。重视对老年高血压的防治，可降低脑卒中、心力衰竭、心肌梗死的发病率。

老年高血压的发病原因

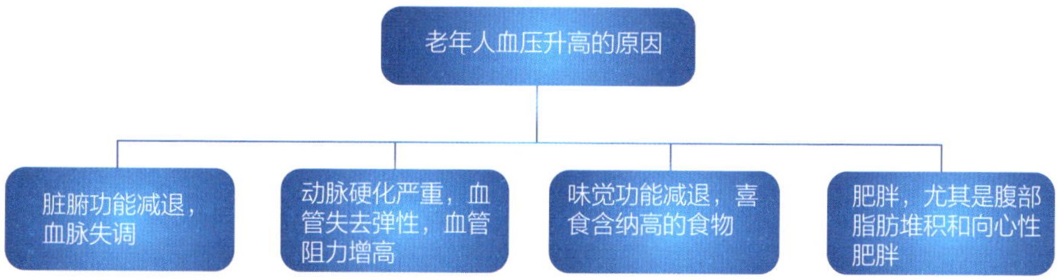

老年高血压的特点

◆收缩压与舒张压相差较大，以收缩压升高为主。

◆血压波动大。活动时增高，安静时较低；冬季偏高，夏季偏低，而且血压越高，其季节性波动越明显。24小时内还会随着情绪变化、体力负荷、体位性变化而波动。

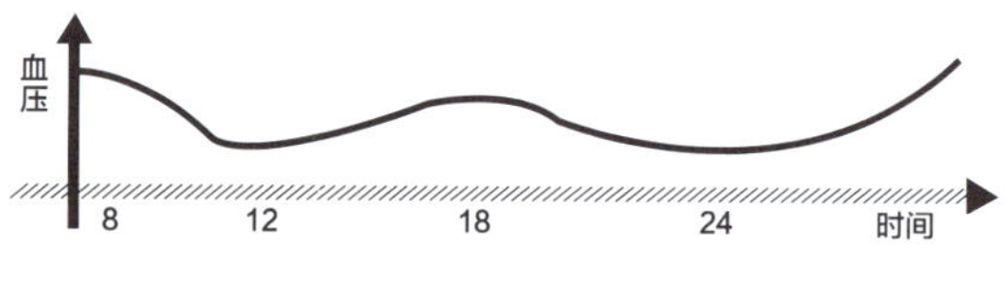

老年人高血压每日波动

◆合并症与并发症多。老年人由于生理机能减退，易引起心、脑、肾的合并症，如心绞痛、心肌梗死、脑卒中、肾功能不全等。

◆以良性高血压居多。老年人高血压以良性高血压居多，恶性高血压极少。早期无明显症状或仅出现轻微头晕、头痛、记忆力减退、乏力、心悸等症状，常在体检中或并发脑血管病时才被发现。

老年高血压患者的日常调理

监测血压	血压波动大的患者，尤其在降压治疗期间，每日应测量血压2~3次，以观察早中晚的血压变化，避免因血压突然升高而导致心脑血管意外
调整心态	保持轻松愉快的情绪，忌过度紧张、激动、暴怒、郁闷等负面情绪，防止发生脑卒中
合理膳食	饮食宜粗细粮搭配，荤素搭配，以素食为主。饮食宜清淡、易消化，选择低钠、低脂、低胆固醇、低糖饮食。多吃一些含钙、钾丰富的新鲜蔬菜、水果及豆类制品，如小白菜、油菜、黑木耳、菠菜、香蕉、海带、紫菜、豆腐等；多吃富含优质蛋白质且脂肪含量较低的动物性食物，如禽类、鱼类等。忌暴饮暴食，或饥饱不均；少吃煎炸、烧烤及辛辣刺激性食物；忌浓茶，以少量清淡绿茶为宜
作息规律 劳逸结合	养成良好的生活习惯，如按时作息，保证足够的睡眠和休息时间；可适当做一些力所能及的劳动或工作，但不可过于劳累，以免诱发脑出血；参加文体、娱乐休闲活动应有节制，避免劳累
适度运动	宜在晚饭后30分钟开始锻炼，可选择一些体位改变简单、体力消耗少的有氧运动，如散步、气功、太极拳、交谊舞、广播操等；运动量以身体微微出汗为宜，切忌剧烈运动，忌用力憋气、弯腰后仰及过度低头等动作
节制房事	要节制性生活，次数不能过频、动作不能太剧烈，同时应保持放松状态。一般65岁以上的老人每周可有 1 ~2次性生活，75岁以上每半月可有1～2次性生活，80岁以上每两个月可有1次性生活
预防便秘	老年人肠道蠕动减慢，容易出现大便干结，若用力排便，会使腹压、血压和颅内压同时升高，极易引发脑出血。因此老年人应多吃一些新鲜果蔬，做些适当的运动及腹部按摩，以防止便秘。另外，尽可能采用坐便，避免蹲便，以减少脑出血发生的机会
戒烟限酒	吸烟可使血压升高，即使服用降压药，也会影响疗效。适量饮酒可降低血压，过量饮酒会使血压升高，因此，患者每日饮白酒不宜超过30毫升

老年高血压患者一日食谱

早餐：玉米面粥1小碗，煮鸡蛋1个，馒头半个，凉拌土豆丝100克。

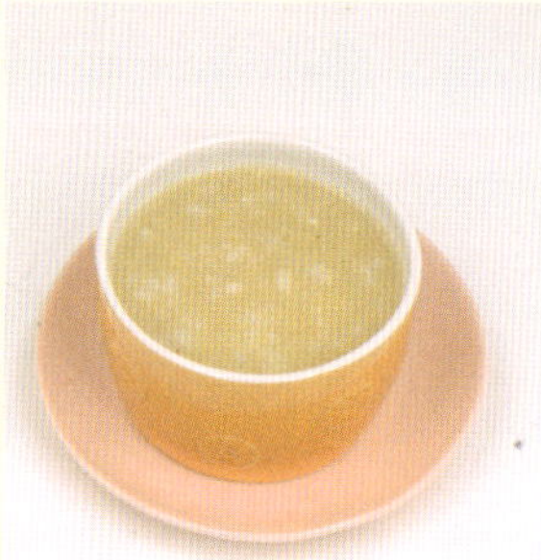

玉米面粥

原料：玉米面、大米各50克。

做法：①在玉米面中加入适量冷水，调匀成糊状。②将大米淘洗干净，放入锅中加水煮粥，粥将熟时放入玉米面糊，继续煮至米烂粥熟即可。

加餐：水果200克。

午餐：米饭100克，西芹百合炒鲜贝100克，海带豆腐汤（豆腐200克、海带50克）。

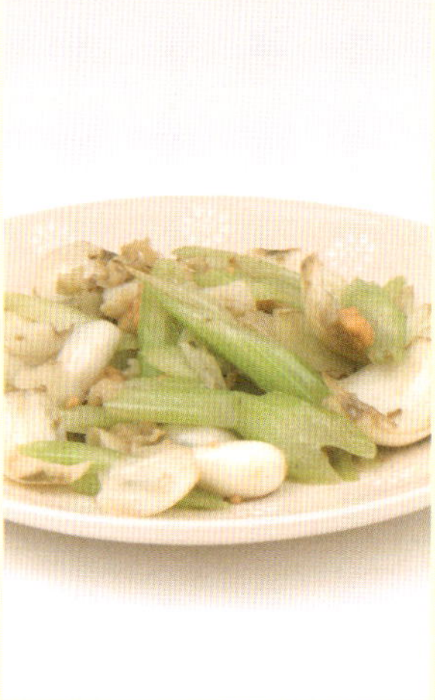

西芹百合炒鲜贝

原料：西芹150克，百合30克，鲜贝50克，植物油、酱油、料酒、姜片、葱花、盐各适量。

做法：①将西芹择洗干净，切段；百合洗净后，放入沸水中煮熟；鲜贝洗净后切成薄片。②锅置火上，烧热后倒入植物油，油温至六成热时，放入姜片、葱花爆香，放入西芹、百合、鲜贝、料酒、酱油、盐，翻炒至熟即可。

加餐：牛奶或豆浆200毫升，无糖饼干2大块。

晚餐：小米粥1小碗，豆包1个，香菇炒菜花100克。

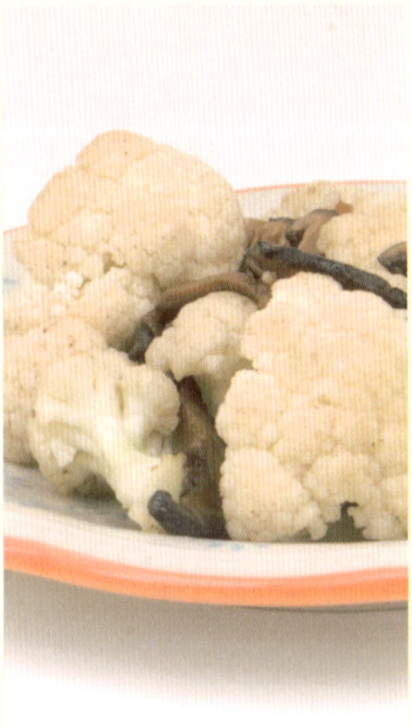

香菇炒菜花

原料：菜花200克，水发香菇50克，葱末、姜末、植物油、淀粉、盐、鸡精、香油各适量。

做法：①将菜花洗净，掰成小朵，放入沸水中焯一下，捞出沥干水分；水发香菇去蒂，洗净，切条。②锅置火上，烧热后倒入植物油，油温至六成热时，放入葱姜末爆香，倒入菜花和香菇，加盐翻炒，加入适量清水，烧至菜花入味，用淀粉勾芡，放入鸡精、淋上香油即可出锅。

日常茶饮：核桃仁茶

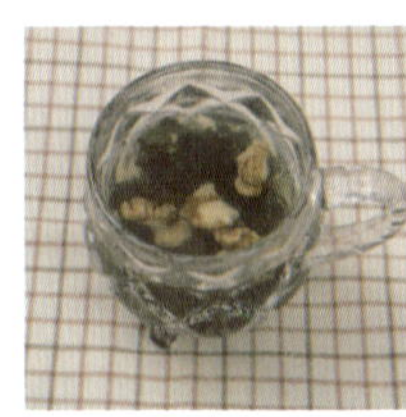

原料：核桃仁10~15克，绿茶1克，白糖适量。

做法：将核桃仁碾成粉，与绿茶、白糖混合后放入杯中，用沸水冲泡，加盖闷5分钟后即可饮用。

用法：代茶饮，每日1剂。

功效：补肝益肾，充脑髓。适用于肝肾不足之老年高血压。

妊娠期高血压患者的日常调理方案

妊娠期高血压（PIH）是孕妇在妊娠前无高血压病史，妊娠20周以后首次出现收缩压≥140mmHg和/或舒张压≥90mmHg。如不及时治疗，会出现水肿、蛋白尿及多种并发症，危及孕妇及胎儿生命。

妊娠期高血压症程度分类表

程度	定义
轻度PIH	血压为≥140/90mmHg，或较基础血压升高≥30/15mmHg，亦可伴轻度蛋白尿及水肿。
中度PIH	血压≥150/100mmHg，＜160/110mmHg，蛋白尿+或≥0.5克/24小时，和（或）水肿。
重度PIH	先兆子痫：血压≥160/110mmHg或蛋白尿++~++++或≥5克/24小时，伴水肿及头痛等自觉症状，此三项中有两项者；或伴脏器损害。

（子痫：在PIH基础上有抽搐及昏迷。）

妊娠期高血压的发病原因

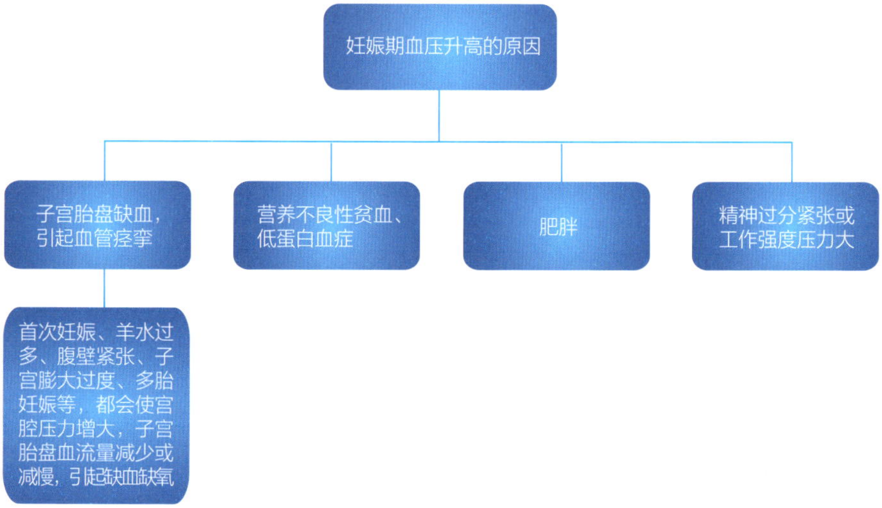

妊娠期高血压的特点

- 多见初产妇，妊娠20周后出现，产后12周内恢复正常。
- 多数患者无蛋白尿，少数患者可见轻度水肿或微量蛋白尿。
- 初期患者无明显不适，可持续数日或数周，而后逐渐发展或迅速恶化。

妊娠期高血压患者的日常调理

定期产检	每日早晚对血压进行测量，并做好记录；每两日对尿液中的蛋白含量进行检测；每1～2周做一次产检，注意观察水肿，有无头痛等不适症状，如有异常应提早就诊
保证休息和睡眠	一旦确诊为妊娠期高血压，必须停止工作，或在家调养，或住院接受治疗，绝对不能再劳累；保证睡眠时间和质量，每天卧床10小时以上，让身体得到最大程度的放松和休息；休息时宜采取左侧卧位，可使舒张压降低，并改善胎盘的血液供给
控制情绪	精神放松，心情舒畅有利于血压的稳定；忌情绪激动、烦躁、发怒、郁闷、焦虑等不良情绪
注意饮食	患者应遵守“三高一低”的饮食原则，即高蛋白（鱼类、禽蛋、虾、奶等）、高钙（豆制品、虾皮、芝麻等）、高钾（香蕉、蘑菇、竹笋、紫菜等）、低钠（每天限制在3～5克）；注重多种维生素和铁剂的补充，防止贫血；多吃新鲜的蔬菜和水果，以防便秘；减少动物脂肪的摄入，少喝浓汤，戒烟酒及辛辣食物
控制体重	孕后期体重增长过快极易引发高血压，因此孕妇应以每周增加体重500克为宜。对于已经肥胖的孕妇，每周增重250克为宜
适当运动	可选择散步、孕妇体操等运动量小、动作柔和的有氧运动，运动量以不感到疲劳为宜。忌做动作过猛的低头弯腰、体位变化幅度过大以及用力屏气的动作，以免发生意外

妊娠期高血压患者一日食谱

早餐：小米粥1碗，煮鸡蛋1个，豆包1个，海米拌菠菜100克。

海米拌菠菜

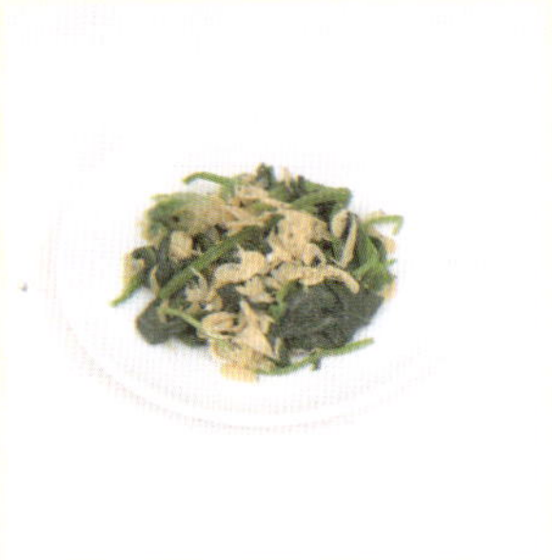

原料：海米10克，鲜嫩菠菜300克，盐、醋、香油、鸡精各适量。

做法：①将海米用水泡发，洗净待用；菠菜择洗干净，切段，放入沸水中焯熟，捞出过凉，沥干水分。②将海米、菠菜、盐、醋、香油、鸡精一起放入盘内，拌匀即可。

加餐：香蕉1根，牛奶200毫升。

午餐：米饭100克，菊茉鸡片150克，木须汤1碗（鸡蛋20克，黑木耳10克，生菜50克）。

菊茉鸡片

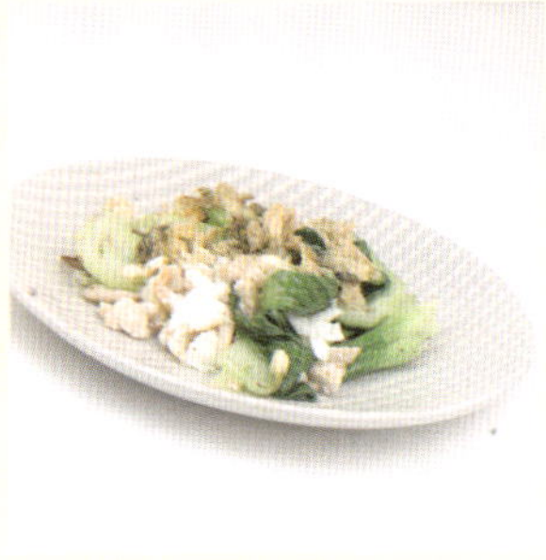

原料：鸡脯肉、小白菜各200克，杭菊花、茉莉花各5朵，鸡蛋1个，盐、鸡精、绍酒、淀粉、橄榄油各适量。

做法：①将鸡蛋去蛋黄，取蛋清；将鸡脯肉去筋膜，洗净，切成薄片，加盐、绍酒、鸡精、鸡蛋清、淀粉拌匀上浆；小白菜择洗干净，用沸水烫熟，捞出过凉；杭菊花、茉莉花放入大碗内，用沸水冲泡，加盖焖10分钟，去渣取汁。②锅置火上，倒入花茶汁烧沸，倒入鸡片汆熟，捞出备用。③原锅复上火，加入适量清水烧沸，放入鸡片、小白菜、盐、鸡精再烧沸，淋上橄榄油即可。

加餐：水果200克。

晚餐：玉米面粥1碗，馒头1个，拌海带丝（水发海带100克），双冬扒油菜100克。

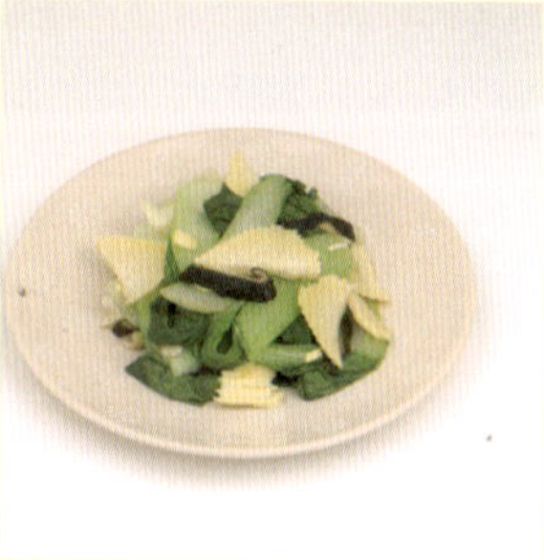

双冬扒油菜

原料：油菜250克，冬笋、冬菇各50克，葱末、植物油、耗油、白糖、盐、淀粉各适量。

做法：①将油菜洗净，放入沸水中焯熟，捞出摆盘；冬笋去皮，洗净，切片，放入沸水中焯熟；冬菇择洗干净，切片。②锅置火上，烧热后倒入植物油，油温六成热时放入葱末爆香，倒入冬菇片、冬笋片翻炒，加耗油、盐、白糖调味，用淀粉勾芡，盛入摆好油菜的盘中即可。

日常茶饮：黑芝麻大枣茶

原料：黑芝麻10克，大枣5枚。

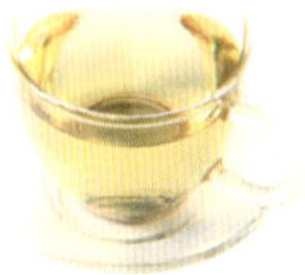

做法：①将黑芝麻去杂质，放入炒锅中，用小火炒熟后，研碎。②大枣洗净，把皮切破，与黑芝麻碎一起放入杯中，用沸水冲泡，加盖闷10分钟即可饮用。

用法：代茶饮，每日1剂。

功效：滋补肝肾，养血降压。可有效改善妊娠期高血压患者肝肾不足、贫血等症。

更年期高血压患者的日常调理方案

更年期高血压是指更年期出现的高血压，一般女性更年期年龄为45~55岁，男性更年期年龄为50~60岁。更年期高血压的知晓率低，病程进展缓慢，初期无明显病状，易被忽略。

更年期高血压的发病原因

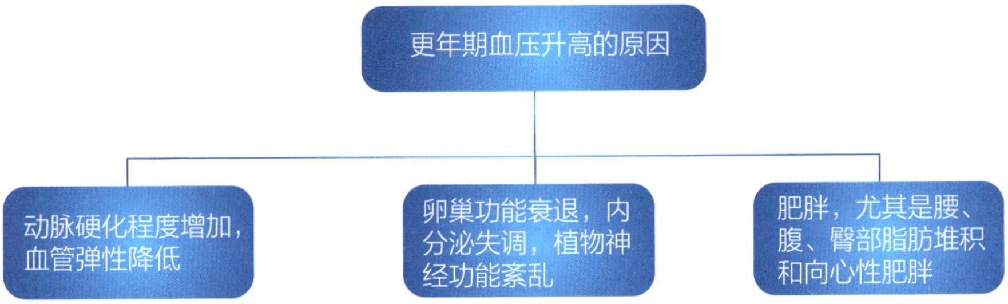

更年期高血压的特点

- 以收缩压升高为主，舒张压不变或略有升高。
- 血压不稳定，波动大，易受精神因素和体力劳动影响。
- 症状有多变性，主要症状为血压升高，伴有眩晕耳鸣、头痛、眼花、失眠健忘、多梦易惊醒，或烦躁易激动、疲劳乏力、注意力不集中、腰膝酸软，甚至出现上热下寒（头怕热、下肢发凉）、尿少、四肢肿大等症状。

更年期高血压患者的日常调理

监测血压	每天测量血压2～3次，并做好记录，以观察自己早中晚的血压变化，避免因血压突然升高而导致心脑血管意外
调整心态	患者要解除思想顾虑，减轻精神压力，保持情绪稳定、心情舒畅，切忌大喜大悲、焦虑、恐惧、抑郁等不良情绪的刺激

续表

起居有常	养成良好的生活习惯，作息有规律，保证充足的休息和睡眠
调整饮食	应选择低胆固醇、低动物脂肪、低糖、低钠食物，多吃新鲜蔬菜和容易消化的食物，少食或不吃辛辣油腻食物。增加钙、铁摄入量，可防止骨质疏松和贫血；适当多吃些富含异黄酮和硼的食物，如豆制品、蜂蜜、苹果、葡萄等，可防止雌激素水平降低
控制体重	肥胖会增加心血管病的发病率，因此更年期患者一定要控制好体重，避免肥胖
控制烟酒	吸烟、喝酒都会加剧高血压的病情。因此，患者应严格控制烟酒
加强体育锻炼	多参加一些户外活动，如散步、慢跑、太极拳、走跑结合、气功、广播操等，对降压、减肥有一定益处。但需要注意运动安全，当身体出现不适时要及时停止运动，监测血压

理想体重计算方法

BMI（体重指数）= 体重（kg）÷身高（米）÷身高（米）

肥胖度判断	30以上	肥胖
	25~30	轻度肥胖
	18.5~25	普通体重
	18.5以下	体重过轻

BMI保持在22左右是最为理想的，如果BMI超过了25，就有必要减肥了。

理想体重= 22×身高（米）×身高（米）

更年期高血压患者一日食谱

早餐： 牛奶燕麦粥1碗，芝麻拌菠菜（芝麻10克，鲜嫩菠菜200克）。

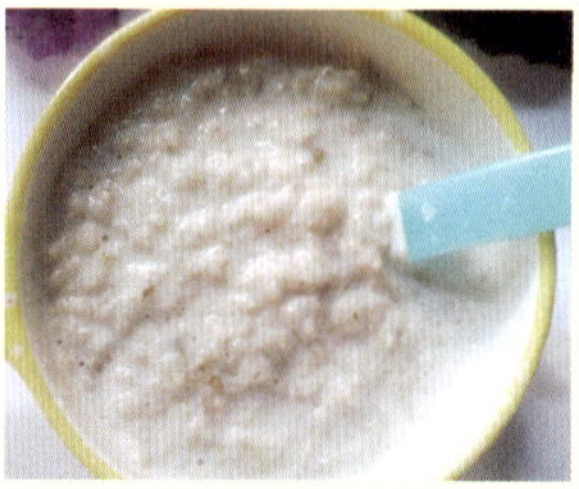

牛奶燕麦粥

原料：牛奶250克，燕麦70克。

做法：锅中加入适量清水，煮沸后放入燕麦，用小火煮至燕麦黏稠，倒入牛奶煮沸后，再用小火煮5分钟即可。

加餐： 豆浆250毫升。

午餐： 红薯饭100克（红薯100克，大米、小米各50克），鸡丝拌芹菜100克，木耳豆腐汤1碗（水发黑木耳30克，豆腐100克）。

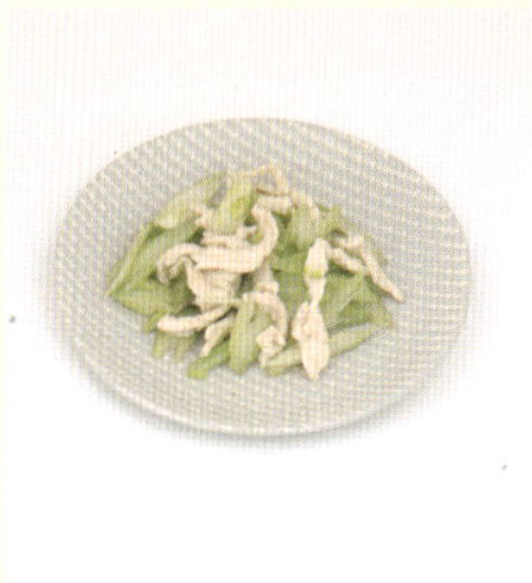

鸡丝拌芹菜

原料：鸡脯肉100克，芹菜200克，盐、鸡精、香油各适量。

做法：①将鸡脯肉去筋膜，洗净，放入锅中煮熟后撕成细丝；芹菜择洗干净，斜切成薄片，放入沸水中焯一下。②将芹菜片、鸡丝一起放入盘中，放入盐、香油、鸡精，拌匀即可。

加餐： 果蔬汁200毫升（猕猴桃、柠檬、白菜、胡萝卜各50克）。

晚餐： 全麦馒头1个，芦笋炒肉丝100克，金针菇瘦肉汤1碗（金针菇100克，瘦猪肉50克）。

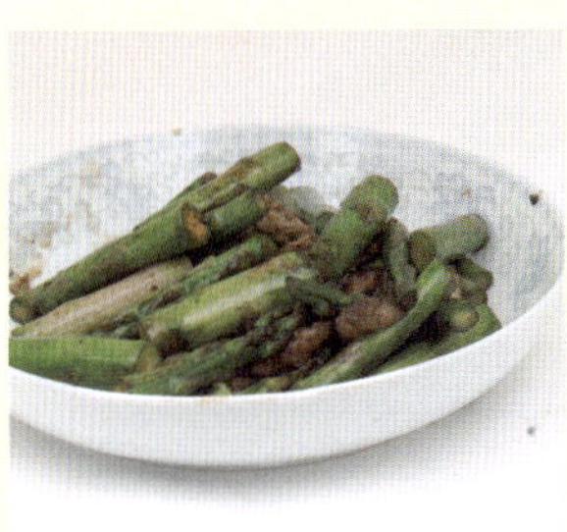

芦笋炒肉丝

原料：芦笋150克，猪里脊肉50克，姜丝、植物油、老抽、淀粉、盐各适量。

做法：①将芦笋洗净，去掉老根，切段，放入沸水中焯一下，捞出过凉，沥干水分备用；将里脊肉洗净，切丝，加入老抽、淀粉拌匀，腌10分钟。②锅置火上，烧热后倒入植物油，油温烧至六成热时，放入姜丝炒香，放入腌好的肉丝翻炒，肉丝将熟时放入芦笋，炒熟后加盐调味即可。

日常茶饮：玉莲饮

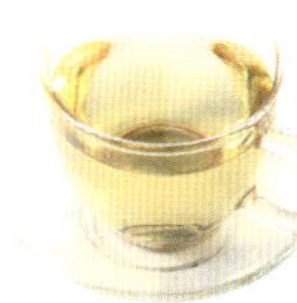

原料： 玉米须60克，莲子心5克。

做法： 将玉米须、莲子心一起放入砂锅中，加入适量清水煎煮20分钟，滤渣取汁即可。

用法： 代茶饮，每日1剂。

功效： 清热，安神，除烦。适用于更年期高血压兼有神经衰弱、失眠的患者。

青春期高血压患者的日常调理方案

青春期高血压，是指发生在青春期的高血压，主要发生于13~20岁的青少年，一般是发生在青少年发育过程中的暂时现象。

青春期高血压的发病原因

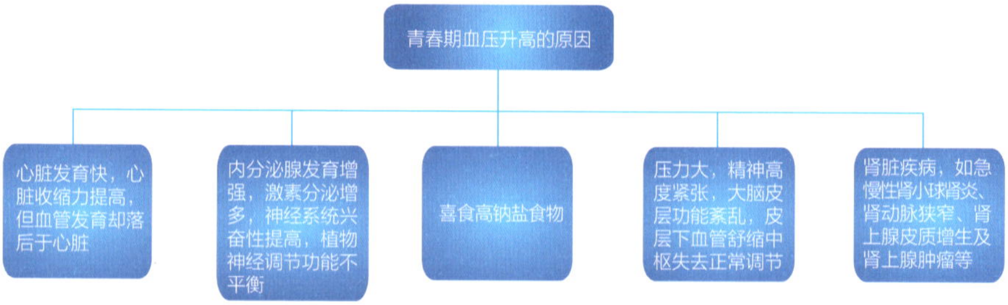

青春期高血压的特点

- 收缩压明显升高，可达140~150mmHg，而舒张压多在正常范围内。
- 平时无明显的不良感觉，只有在运动量过大或过度疲劳时才表现有轻微的头晕、乏力、胸闷等症状。
- 过了青春期，心血管系统发育迅速趋于平衡，就原发性高血压就会恢复正常。

青春期高血压患者的日常调理

监测血压	定期测量血压，观察血压变化情况，必要时，服用降压药治疗
控制情绪	保持情绪稳定、乐观、向上，消除过度紧张、愤怒、忧伤、恐惧、狂躁、争吵等不良情绪和精神刺激，以免影响血压波动
生活规律	作息时间要有规律，保证足够的睡眠时间，不能过多熬夜；注意劳逸结合，避免过度疲劳
科学饮食	注意合理膳食，限制钠盐的摄入量，每日用盐应控制在5克以内。保证鱼、肉、蛋、奶、豆类、蔬菜和水果的摄入，不挑食，不偏食；少吃肥肉及胆固醇含量高的食物，如动物油、动物肝脏、油炸食物等，防止过胖；少吃快餐、方便面、可乐、冰激凌等高盐、高糖的食物
坚持锻炼	坚持每天锻炼30分钟，可选择游泳、跑步、健身操等有益于心脏健康的锻炼。但运动量不宜过大，运动项目不宜过于激烈
戒烟酒	吸烟能引起血管收缩，增加外固血管阻力；喝酒引起脑卒中等并发症，因此青少年患者必须远离烟酒

青春期高血压患者一日食谱

早餐：全麦面包2片，胡萝卜粥1碗，煮鸡蛋1个，凉拌黄瓜100克。

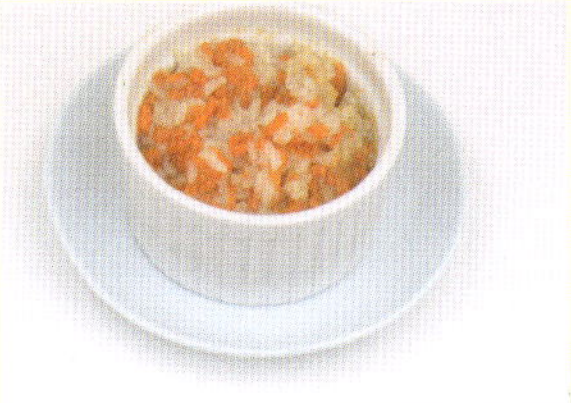

胡萝卜粥

原料：胡萝卜200克，大米50克。

做法：①将胡萝卜洗净，切碎。②大米淘洗干净后，与胡萝卜碎一起放入锅中，加入适量清水煮粥即可。

加餐：苹果1个，无糖饼干2块。

午餐：米饭200克，清炖鲢鱼150克，香菇油菜100克（油菜200克，水发香菇50克）。

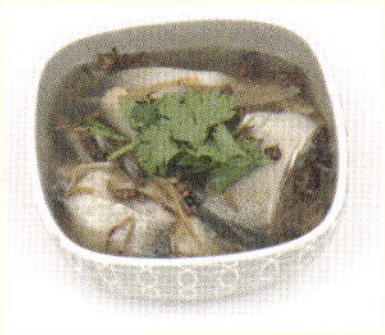

清炖鲢鱼

原料：净鲢鱼1条，香菜段、姜丝、葱丝、蒜片、植物油、料酒、醋、盐、花椒各适量。

做法：①将鲢鱼洗净，切块，加入姜丝、葱丝、料酒、盐，腌制15分钟。②锅置火上，烧热后倒入植物油，油温八成热时放入姜丝、蒜片、花椒爆香，放入鱼块翻炒，再放入盐、料酒、醋和适量清水，大火烧沸后，转小火慢炖至鱼肉熟，撒上香菜段即可出锅。

加餐：香蕉1根，小蛋糕1个。

晚餐：玉米发糕1个，红薯粥1碗（新鲜红薯100克，大米50克），竹笋虾仁100克，豆芽炒西芹100克（绿豆芽150克，西芹150克，瘦猪肉50克）。

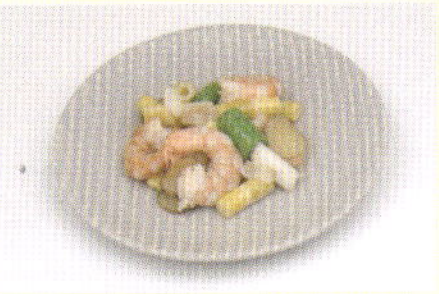

竹笋虾仁

原料：虾仁100克，水发竹笋50克，百合20克，姜片、葱段、盐、植物油各适量。

做法：①将虾仁洗净；竹笋洗净，切小段；百合洗净，放入碗内，加水50毫升上笼蒸熟。②锅置火上，烧热后倒入植物油，油温六成热时放入姜片、葱段爆香，放入虾仁、竹笋、百合，翻炒均匀后加入适量清水，煮10分钟即可。

睡前：牛奶250毫升。

儿童高血压患者的日常调理方案

儿童高血压是指儿童期的原发性高血压和继发性高血压，知晓率和受重视程度都比较低，仅于体检或运动员筛查时发现。

诊断标准

由于血压有随年龄增长而增高的现象，所以其诊断标准目前仍不统一。一般认为，正常新生儿血压为80/50mmHg，1岁内婴儿为90/60mmHg，1岁以上可用下列公式计算。

收缩压（mmHg）= 2×年龄（周岁数）+ 80

舒张压=收缩压×2/3

凡脉压差高于20mmHg，并经多次证实，即可诊断为高血压。

儿童高血压的发病原因

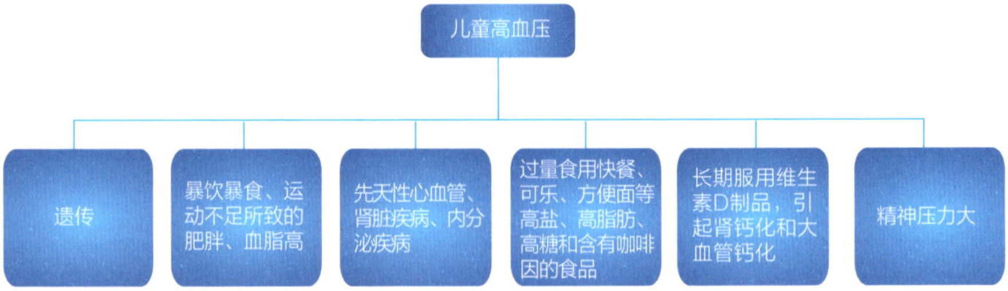

儿童高血压的特点

◆ 以原发性高血压为主，多为轻度、中度血压升高，早期无明显的自觉症状，当血压明显升高时，会出现头痛、头晕、眼花、恶心呕吐等症状。

◆ 病情进展缓慢，并较早出现靶器官损害，常伴有轻、中度肥胖。

◆ 继发性高血压以肾性高血压最为常见，占继发性高血压的80%。血压升高可从轻度到重度。

儿童高血压患者的日常调理

监测血压	定期测量血压，并做好记录，若发现孩子出现头痛、头晕、抽搐、呕吐、眼花、呼吸费力等症状，应及时就医
饮食合理	饮食宜清淡少盐，每日食盐摄入量控制在4克以下；多吃新鲜蔬菜和水果，少吃高盐、高糖、高热量、高脂肪食物，以防止肥胖。肥胖儿童应节制饮食，降低体重
减压	为孩子提供一个宽松的家庭环境，帮助孩子消除各种精神紧张因素与不良情绪，不要给孩子过大的学习压力
规律作息	养成良好的生活习惯，遵守生活作息规律，保证充足的睡眠，切忌让孩子和大人一样熬夜，要限制孩子看电视、上网、打游戏的时间
定期运动	多给孩子玩耍的时间，让孩子在活动中消耗热量，避免肥胖；定期进行散步、慢跑、游泳、骑自行车等有氧运动，以增强体质。但是运动要适度，不宜参加竞技类运动
远离香烟	长时间被动吸烟会增加儿童患高血压的风险，因此，要让孩子远离香烟，父母也尽量不要在家里吸烟

儿童高血压患者一日食谱

食谱一：适用于学龄前儿童

早餐：荠菜粥1小碗，全麦面包1片，煮鸡蛋半个，葱花拌豆腐50克（葱花5克，豆腐100克）。

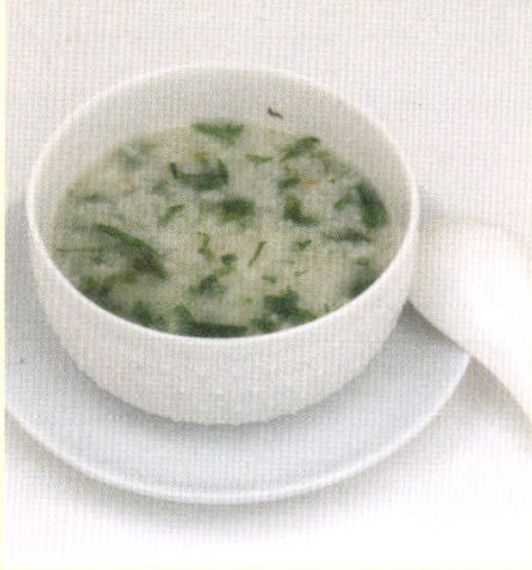

荠菜粥

原料：新鲜荠菜100克，大米30克，盐少许。

做法：①将荠菜择洗干净，切碎。②大米淘洗干净后放入锅中，加入适量清水煮粥，粥六成熟时放入荠菜，继续煮至粥熟，放入少许盐调味即可。

加餐： 时令水果1个。

午餐： 米饭75克，青菜炒鱼片100克，紫菜虾皮汤1小碗（干紫菜10克，虾皮5克）。

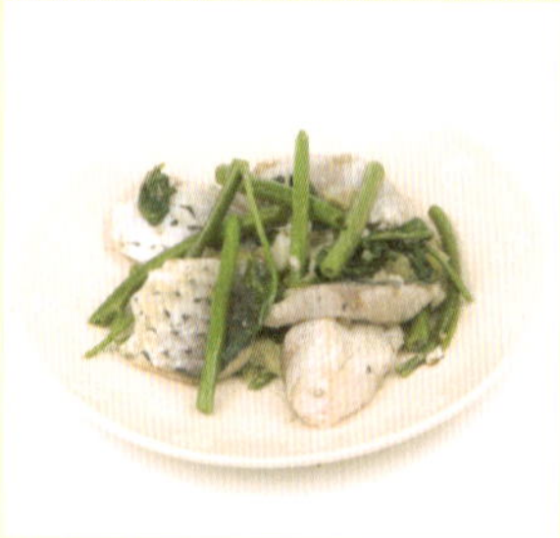

青菜炒鱼片

原料：草鱼肉250克，青菜200克，葱末、姜末、料酒、盐、湿淀粉、植物油各适量。

做法：①将草鱼肉放入盐水中泡30分钟，除去泥味，再用清水洗净，切成薄片，用湿淀粉上浆，备用；青菜择洗干净，切段。②锅置火上，烧热后倒入植物油，油温六成热时放入鱼片稍煎片刻捞出。③锅底留少许油，烧热后放入葱末、姜末爆香，放入青菜翻炒，再放入鱼片、盐、料酒翻炒，最后湿淀粉勾芡即可出锅。

BT5加餐： 饼干2块，芹菜汁1杯。

BT5晚餐： 肉末青菜面条1小碗，胡萝卜烩木耳100克，苹果1个（饭后半小时食用）。

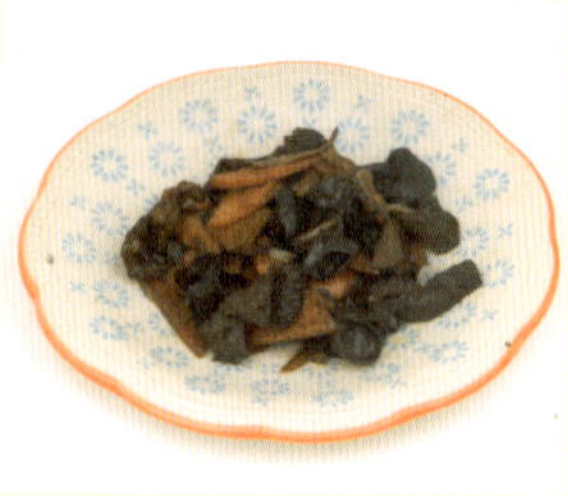

胡萝卜烩木耳

原料：胡萝卜1根，水发黑木耳20克，姜末、葱末、植物油、生抽、盐、鸡精各适量。

做法：①胡萝卜洗净，切片；黑木耳择洗干净，撕成小片。②锅置火上，烧热后倒入植物油，油温六成热时放入姜末、葱末爆香，倒入胡萝卜、黑木耳翻炒，加入生抽、盐翻炒至熟，最后放入鸡精调味即可。

睡前： 牛奶200毫升。

食谱二：适用于学龄儿童

早餐： 胡萝卜玉米渣粥1小碗，荷包蛋1个，小馒头1个，凉拌豆腐100克。

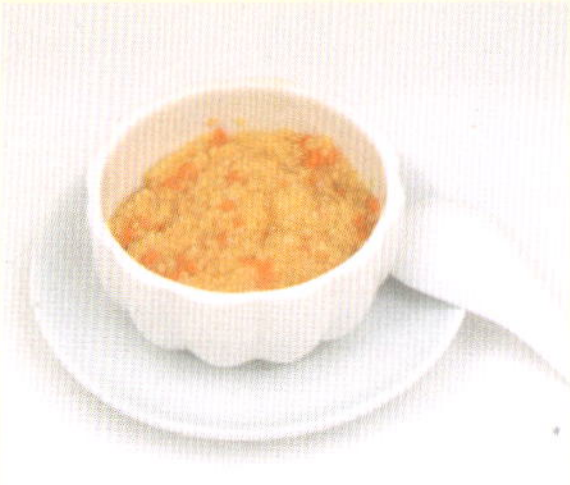

胡萝卜玉米渣粥

原料：玉米渣100克，胡萝卜150克。

做法：①将胡萝卜洗净，切碎。②将玉米渣放入锅中加水煮烂，放入胡萝卜碎，继续煮至胡萝卜熟烂即可。

加餐：时令水果。

午餐：二米饭100克（大米、小米各50克），香菇蒸鲤鱼100克，丝瓜肉丝汤1小碗（丝瓜200克，肉丝50克）。

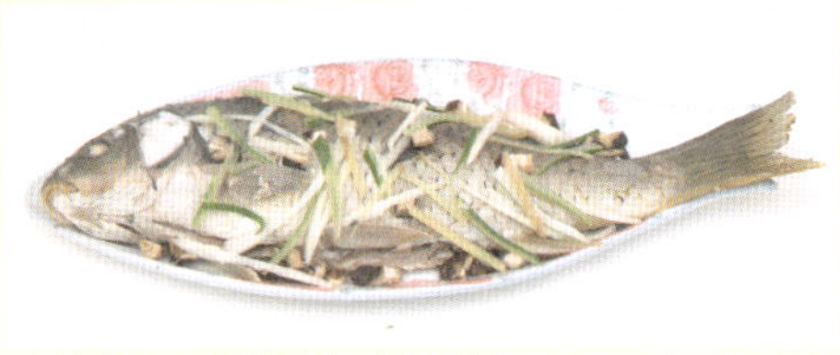

香菇蒸鲤鱼

原料：净鲤鱼1条，水发香菇、水发冬笋、冬瓜皮各50克，葱段、姜丝、料酒、盐、鸡精各适量。

做法：①将鲤鱼洗净；香菇去蒂，洗净，切丁；冬瓜皮洗净，切丝；冬笋洗净，切丝，与香菇、冬笋一起放入鱼腹内，放入料酒、盐、鸡精。②将鱼放入盘中，剩余的冬笋、香菇围在鱼的四周，撒上葱段、姜丝，上锅用文火蒸熟即可。

加餐：果蔬汁1杯，低糖饼干2块。

晚餐：稀饭1小碗，豆包1个，韭菜炒虾仁100克，清炒菠菜100克。

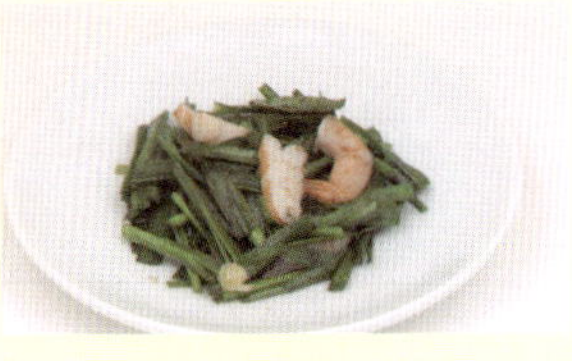

韭菜炒虾仁

原料：虾仁100克，韭菜150克，姜末、植物油、盐各适量。

做法：①将虾仁洗净，片成薄片；韭菜择洗干净，切段。②锅置火上，烧热后倒入植物油，油温六成热时放入姜末爆香，放入虾仁翻炒，将熟时放入韭菜、盐，用大火快速翻炒几下即可出锅。

睡前：牛奶250毫升。

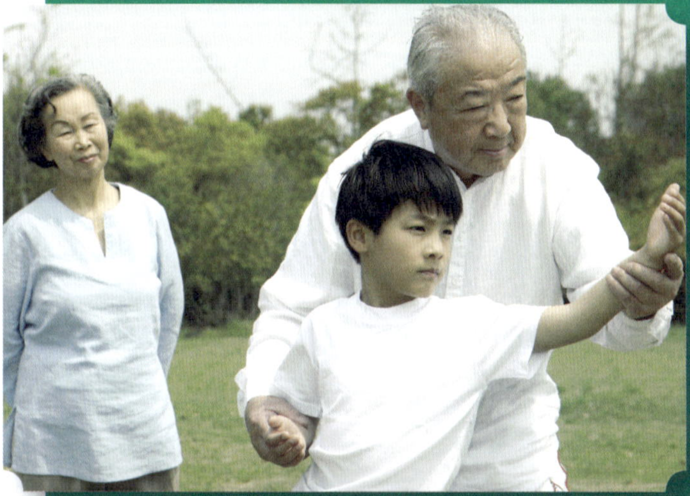

第十章　防治高血压并发症的中医调养法

- 了解合并糖尿病的临床特点
- 了解合并血脂异常的临床特点
- 了解合并痛风的临床特点
- 了解合并肥胖的临床特点
- 了解合并冠心病的临床特点
- 了解合并肾功能不全的临床特点
- 了解合并脑卒中的临床特点
- 根据并发症，调整生活方式及饮食习惯

高血压合并糖尿病的中医调养法

高血压和糖尿病都是在遗传因素和环境因素的共同影响下发病的，两者关系密切，常同时存在，对心血管系统有极强的危害性，因此，对高血压合并糖尿病的患者来说，降压治疗与降糖治疗一样重要。

高血压合并糖尿病的临床特点

◆ 收缩压，尤其夜间收缩压明显升高。

◆ 绝大多数患者所得的都是2型糖尿病，即胰岛仍然能分泌胰岛素，但是其量或质均达不到人体的正常要求。

◆ 与生活方式和饮食结构密切相关。

日常调养方法之一：调整生活方式

戒烟限酒	患者必须戒烟及避免吸入二手烟；节制饮酒，男性每天摄入乙醇应≤20~30毫升，女性每天摄入乙醇应≤10~20毫升
严格限盐	每天钠盐摄入量应≤3~5克
控制体重	多数患者身材较胖，故应保持体重不超过理想体重的10%，超重10%以上者应减轻体重5千克以上
加强运动	运动能够减肥，降血糖，提高胰岛素的工作效率。患者可根据自己的身体情况，决定运动的种类、强度、频率及运动时间，如散步、快速行走、打太极拳、游泳、练气功等均可
调节情绪	学会缓解心理压力，避免情绪波动及过分的忧愁、思虑，保持情绪乐观、心情愉快

日常调养方法之二：调整饮食习惯

饮食原则

◆ 一日三餐定时定量，细嚼慢咽，切忌暴饮暴食，血糖控制不好的患者最好少食多餐，以免饭后血糖迅速升高。

◆ 日常饮食一定要做到低糖、低盐、低脂。

◆ 水果要在两餐之间或睡前吃，忌正餐前后吃水果，以免餐后血糖升高。

◆ 注意晚餐时间，最好安排在下午6时至7时之间，这样晚饭后有时间进行适量的运动。

有益血压、血糖的五星级健康食物

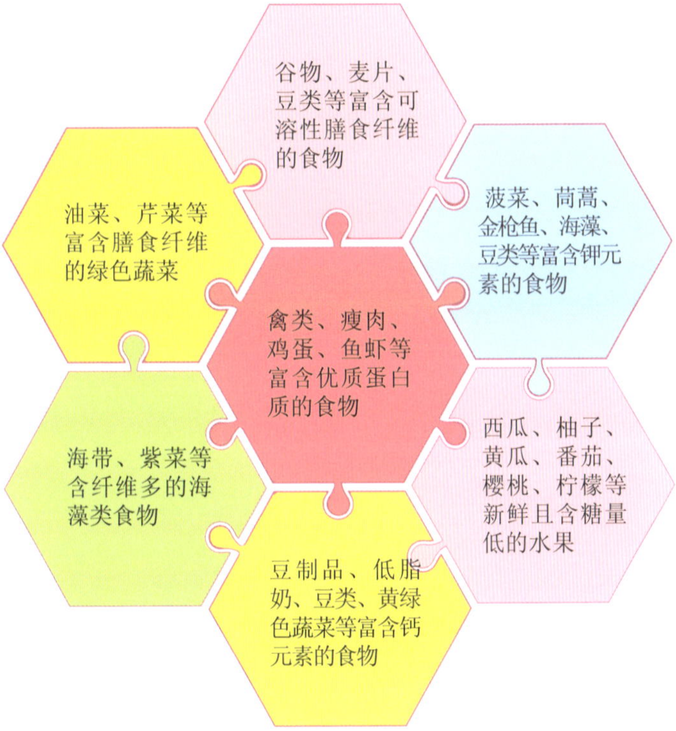

影响血压、血糖的五星级危险食物

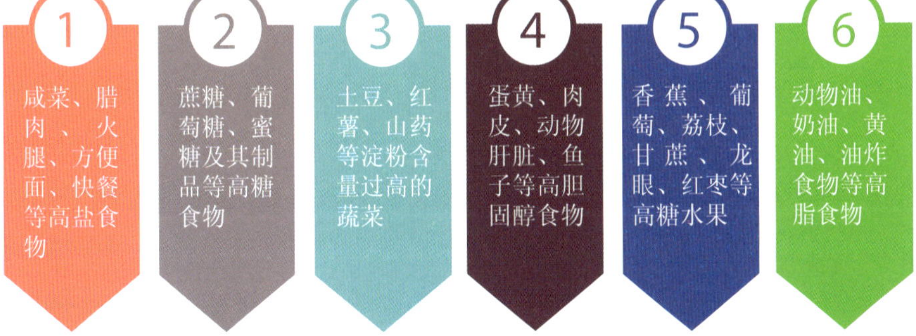

高血压合并糖尿病患者一日三餐食谱推荐

早餐：玉米面粥1碗，荷包蛋1个，白灼菠菜100克，全麦馒头2片。

午餐：糙米饭80克，清蒸豆腐鱼 100克（罗非鱼1条，北豆腐50克），蔬菜沙拉100克（海带、胡萝卜、油菜、小白菜各50克）。

晚餐：荞麦肉丝面条1碗（荞麦面50克，瘦肉丝20克），芹菜炒鸡丝100克（芹菜100克，鸡肉30克），凉拌西蓝花100克。

睡前：纯牛奶250毫升。

日常茶饮：决明子枸杞茶（决明子打碎10克，枸杞子20克，水煎液，代茶饮）。

高血压合并血脂异常的中医调养法

高血压、血脂异常均属代谢性疾病，两者大多同时存在，且相互影响，血脂异常可加重高血压，高血压又促进血脂在血管壁的堆积，使发生心脑血管疾病的危险大为增高。因此，当发现血脂异常时，积极调解血脂有利于血压的稳定。

高血压合并血脂异常的临床特点

- 血脂的高低，与肝脏的代谢功能正常与否有相当密切的关系。
- 高热量、高脂、高盐、高糖膳食和缺少体力活动与血脂异常密切相关。
- 长期处于紧张、苦闷、吸烟、过量饮酒、肥胖的人，发生此病的概率更高。
- 该病对身体的损害是隐匿、逐渐、进行性和全身性的，早期无明显症状，往往在不知不觉中损害血管及全身器官。

日常调养方法之一：调整生活方式

劳逸结合	注意休息，避免熬夜和过度劳累，保证充足的睡眠
防寒保暖	寒冷能引起周围血管收缩，增加血液黏稠度，诱发心脑血管疾病，因此日常起居要注意及时增减衣物，尤其冬季更要注意防寒保暖
调整心态	保持良好的心态，避免过度精神紧张及情绪激烈变化
适量运动	坚持适量的运动可以降低血脂水平，患者可选择步行、慢跑、太极拳、游泳等有氧运动，每周运动3～5次，每次持续30～60分钟
控制体重	多数患者身材较胖，故应保持体重不超过理想体重的10%，超重10%以上者应减轻体重5千克以上
戒烟限酒	必须戒烟；少喝酒或不喝酒

日常调养方法之二：调整饮食习惯

◆ 饮食宜清淡，以素食为主，注意粗细粮搭配；一日三餐定时定量，切忌暴饮暴食。

◆ 严格控制热量的摄入，坚持低盐（每人每日用盐量少于5克）、低脂、低胆固醇的食物。

◆ 多喝水，保证膳食纤维、维生素及矿物质的摄入。

◆ 烹调时以植物油为主，烹调方法宜采用蒸、煮、炖、氽等用油少的方法，忌煎炸、油爆、熘等用油多的方法。

有益血压、血脂的五星级健康食物

1 小麦、玉米、燕麦、大米、高粱、荞麦等全谷类食物

2 芹菜、蘑菇、笋、萝卜、洋葱、苹果、橘子、橙子、草莓、番石榴等富含可溶性膳食纤维的蔬菜和水果

3 橄榄油、葵花籽油、大豆油、芝麻油、玉米油、花生油等富含不饱和脂肪酸和维生素E的食用油

4 瘦肉、禽类、有鳞鱼、豆类及豆制品等高蛋白、低胆固醇的食物

5 低脂或脱脂奶、豆类、黄绿色蔬菜等富含钙元素的食物

6 海参、黑米、黑豆、紫菜、绿苋菜、莲子等富含镁元素的食物

7 牡蛎、口蘑、香菇等富含锌元素的食物

8 山楂、猕猴桃、菜花、青椒、苦瓜等富含维生素C的果蔬

影响血压、血脂的五星级危险食物

肥肉、动物内脏（特别是肝脏）、动物油、油炸食品、奶油制品、黄油、干果等高脂肪食物

动物脑及内脏、蛋黄、无鳞鱼、鱼子、蚌肉、蟹黄等高胆固醇食物

糕点、饮料、糖等高糖食物

咸鱼、腊肉、酱菜、方便面、快餐等高盐食物

高血压合并血脂异常患者一日三餐食谱推荐

早餐：燕麦粥1碗，全麦馒头2片，拌三丝100克（金针菇、胡萝卜、海带丝各50克），苹果1个（餐后半小时食用）。

午餐：糙米红薯饭75克（糙米50克、红薯100克），拌莴笋丝100克，豌豆木耳豆腐干炒肉丁100克（豌豆100克，水发黑木耳、瘦肉丁各50克，豆腐干2块），豆浆1杯。

晚餐：八宝粥1碗（红豆、绿豆、糙米、糯米、大麦、花生、山药干、莲子各10克，大枣2枚），清炒西兰花100克，芹菜香菇丝100克（芹菜150克，水发香菇30克），蒸蛋羹（鸡蛋半个、香油适量）。

睡前：脱脂牛奶250毫升。

日常茶饮：罗布麻山楂茶（罗布麻6克，山楂10克，沸水冲泡，代茶饮）。

高血压合并痛风的中医调养法

痛风是一种嘌呤代谢障碍产生过多的尿酸盐，在体内蓄积沉淀所致的代谢性疾病。随着生活水平的提高，饮食结构和生活习惯的改变，高血压和痛风的发病率逐渐增高，高血压合并痛风的患者也逐渐增多。

高血压合并痛风的临床特点

- 多见于中老年人，以男性居多，约占95%女性患者出现在绝经期以后。
- 病程长，易复发，对机体的危害严重。
- 踇趾、足背部、足跟、踝部以及膝、腕、指、肘等关节是常见的受累区域。
- 急性痛风发作时表现为受累关节严重的疼痛、肿胀、红斑、僵硬、发热，且症状发生突然。发作期一般持续数天到1周。

日常调养方法之一：调整生活方式

急性发作期	患者应多休息，可通过抬高患肢，穿硬质鞋底的鞋、露趾的术后鞋来缓解症状
痛风缓解期	生活要有规律，注意劳逸结合，避免熬夜、过度疲劳，保证充足的休息和睡眠；注意安全，避免外伤
注意保暖	寒冷会加重痛风的症状，故平日应根据气候变化及时增添衣物，尤其是要注意关节部位的保暖，避免受凉
调整心态	消除各种心理压力，保持情绪稳定、心态乐观，避免过度紧张、愤怒、焦虑、抑郁等不良情绪的刺激
控制体重	控制热量的摄入，使体重达到理想体重，避免超重或肥胖，增加患病几率。肥胖患者要积极减肥，以利于病情的控制和稳定
坚持运动	定期、持续的有氧运动可降低血压，活化关节，患者可选择太极拳、健身操、散步、慢跑、快步走、气功等有氧运动，每周3~5次，每次30分钟，但应注意避免过量、剧烈运动
戒烟酒	烟会刺激心脏和血管，酒会诱使痛风发作，故患者应严格戒烟戒酒

日常调养方法之二：调整饮食习惯

◆ 饮食宜清淡，适量摄入蛋白质（每日摄入量不超过1克/千克），选择低嘌呤、低脂肪（每日脂肪摄入总量控制在50克左右）、低盐（每人每天不超过3克）饮食。

◆ 饮食有度，绝不暴饮暴食，以免一次大量摄入嘌呤导致痛风急性发作。

◆ 痛风急性发作期可采用严格低嘌呤半流质膳食、软饭或普通饭。可食用牛奶、鸡蛋、精制面粉及含嘌呤少的蔬菜，多吃水果及大量饮水，忌食一切肉类及高嘌呤食物。

◆ 缓解期应给予平衡饮食，适当放宽嘌呤摄入的限制，以维持理想的体重。忌食高嘌呤食物。

◆ 烹调时以植物油为主，烹调方法宜采用蒸、煮、炖、氽等用油少的方法，忌煎炸、油爆、熘等用油多的方法。

有益血压、痛风的五星级健康食物

家畜瘦肉、禽类、河鱼类等含蛋白质较高而脂肪较少食物

精米、精面、蛋类、鲜奶及奶制品、萝卜、胡萝卜、西红柿、白菜、土豆、南瓜、青瓜、芹菜及各种水果等低嘌呤食物

糙米、标准粉、玉米、小米等高纤维且富含B族维生素的食物

菜油、花生油、橄榄油、茶油或芝麻油、玉米油、红花油等含维生素E和较多亚油酸的植物油

山楂、猕猴桃、菜花、青椒、苦瓜等富含维生素C的果蔬

白开水，保证每日尿量在2000~2500毫升

紫菜、菠菜、韭菜、茼蒿、金枪鱼、海藻、豆类等富含钾元素的食物

新鲜绿色蔬菜、海藻类、土豆、红薯、柑橘等碱性食物

影响血压、痛风的五星级危险食物

- 咸（酱）菜、腐乳、咸肉(蛋)、腌制品、蛤贝类、虾米、皮蛋等高盐食物
- 蛋黄、肥肉、鱿鱼、墨鱼、动物油、奶油等高胆固醇食物
- 各种动物内脏、海鱼、海鲜、浓肉汁、浓鸡汤、火锅汤、卤制品、菌菇类等高嘌呤食物
- 各种酒、咖啡、浓茶、酸奶、辣椒、芥末、胡椒、生姜等能诱使痛风急性发作的食物
- 葡萄糖、果糖、蔗糖、糖果、甜点、含糖饮料等高糖食物

高血压合并痛风患者一日三餐食谱推荐

食谱一：适用于痛风急性发作期

早餐：低脂牛奶220毫升，馒头1个，蛋白30克，黄瓜1根。

中餐：米饭100克，凉拌土豆丝100克，醋熘白菜150克，瓠子汤1小碗。

加餐：时令水果200克。

晚餐：米饭75克，西红柿炒丝瓜（丝瓜200克、西红柿50克），手撕包菜100克，冬瓜汤1小碗。

睡前：低脂牛奶 200 毫升，苏打饼干1~2块。

食谱二：适用于痛风缓解期

早餐：玉米面粥1碗，馒头1个，煮鸡蛋1个，凉拌芹菜100克。

午餐：米饭100克，清蒸草鱼75克，拌莴笋丝100克，萝卜汤1小碗。

加餐：时令水果200克。

晚餐：米饭75克，胡萝卜炒鸡丝100克（胡萝卜1根，鸡丝50克），拍黄瓜100克，紫菜汤1小碗。

睡前：低脂牛奶250毫升，苏打饼干1~2块。

日常茶饮：葛根茶（葛根15克，水煎液，代茶饮）。

高血压合并肥胖的中医调养法

高血压与肥胖关系密切，高血压患者半数以上肥胖或超重，而肥胖者的血压也会进行性增高。高血压合并肥胖患者多伴有糖耐量减低（IGT）和糖尿病（DM），还伴有其他代谢紊乱和严重靶器官损害，属于心血管病的高危群体。

中国人超重和肥胖界限			
项目	相关疾病危险程度*		
	BMI/（kg/m^2）	腰围/厘米	
		男＜85，女＜80	男≥85，女≥80
体重过低**	＜18.5	-	-
体重正常	18.5~23.9	-	增加
超重	24.0~27.9	增加	高
肥胖	≥28	高	极高

*相关疾病指高血压、糖尿病、血脂异常和危险因素聚集。

**体重过低可能预示其他健康问题。

高血压合并肥胖的临床特点

- 中心性肥胖与高血压的关系最为密切，随着体重指数的增加，血压进行性增高，肥胖与血压正相关。
- 发病危险随着年龄的增长而增加，男性高于女性；有家族遗传倾向者发病风险明显增高。
- 高脂膳食、口味偏咸、饮酒、缺乏运动等可增加发病率。

日常调养方法之一：调整生活方式

减肥	减轻体重既可以使血压下降，还可以预防冠心病。一般以每周减肥1~1.5千克为宜
坚持运动	平时可坚持骑车或步行上班；还可选择游泳、太极拳、散步、慢跑、跳舞等有氧运动，每周3~5次，每次30分钟
保证睡眠	注意休息，保证足够的睡眠，不要熬夜，最好在晚上10点以前睡觉
调整心态	保持情绪稳定，心情愉快，忌紧张、烦躁、愤怒、焦虑等不良情绪，以保持血压的稳定
戒烟限酒	必须戒烟；少喝酒，可少量饮用红葡萄酒

日常调养方法之二：调整饮食习惯

◆ 每日饮食宜定时定量，少吃多餐，忌一次吃得过多，取消夜宵；细嚼慢咽，以利于消化。

◆ 合理膳食，控制总能量的摄入，并逐渐减少每日摄入的能量，以达到减肥的目的。

◆ 控制摄入蛋白质的质量和数量，选用高生物价优质蛋白（注：生物价是一种评估蛋白质营养价值的生物方法，指每100克食物来源蛋白质转化成人体蛋白质的质量）。

◆ 增加膳食纤维、维生素、矿物质的摄入。

◆ 控制脂肪（占总能量比率15%~20%）、胆固醇（<300毫克）、碳水化合物（占总能量比率55%~60%）、钠盐（每日控制在2~5克）的摄入量。

◆ 烹调时以植物油为主，烹调方法宜采用蒸、煮、炖、汆等用油少的方法，忌煎炸、油爆、熘等用油多的方法。

◆ 睡前饮用500毫升温开水，防止血液黏稠度过高，预防脑卒中。早晨起床后饮用500毫升温开水，稀释血液黏度及清理胃肠。

有益血压、减肥的五星级健康食物

- 新鲜蔬菜、水果、燕麦等富含膳食纤维的食物
- 糙米、燕麦、玉米、荞麦等富含B族维生素的粗粮
- 豆类及豆制品、脱脂奶、黄绿色蔬菜等富含钙元素的食物
- 猕猴桃、苦瓜、大蒜及深绿色蔬菜等富含维生素C的食物
- 豆类、海藻、芹菜、丝瓜、茄子、莴笋、豌豆苗、蘑菇等高钾低钠的食物
- 蛋白、豆类及其制品、瘦肉、鱼类、脱脂奶粉等高生物价优质蛋白食物
- 海参、黑米、黑豆、紫菜、绿苋菜、莲子等富含镁元素的食物
- 植物油、坚果类等富含维生素E的食物
- 黑木耳、紫菜、蘑菇、洋葱、大蒜、葡萄等有益心血管的食物

影响血压、减肥的五星级危险食物

- 油条、油饼、炸鸡、薯条、薯片、炸鱼、煎鸡蛋等煎炸食品
- 腌肉、腌鱼、酱菜、方便面、快餐等高钠盐食物
- 动物油、肥肉、肉皮、奶油、黄油等高脂肪食物
- 动物内脏、蛋黄、鱿鱼、海鱼、全脂奶粉等高胆固醇食物
- 虾条、爆米花、麦圈、雪饼、仙贝等膨化食品
- 巧克力、糖果、冰激凌、罐头、含糖饮料等高糖食物

高血压合并肥胖患者一日三餐食谱推荐

早餐：冬瓜薏苡仁粥1碗（冬瓜100克，薏苡仁50克），全麦馒头半个，蛋白50克，黄瓜1根。

加餐：煮玉米1根。

午餐：糙米饭100克，黑木耳炒芹菜150克（水发黑木耳50克，芹菜200克），家常豆腐100克，紫菜虾皮汤1小碗。

加餐：牛奶200毫升。

晚餐：米饭75克，清炒菠菜100克，莴笋炒肉丝100克（莴笋200克，瘦肉丝50克），山楂决明汤1小碗（山楂、决明子各30克）。

日常茶饮：陈皮山楂乌龙茶（陈皮、山楂各10克，乌龙茶5克。用陈皮、山楂水煎液冲泡乌龙茶，加盖闷10分钟即可）。

高血压合并冠心病的中医调养法

高血压与冠心病的关系十分密切，血压越高，以后发生冠心病的机会越高。两者合并出现说明高血压已有了靶器官损害，进一步发展就会有生命的危险，应引起高度重视。经常监测血压，严格控制血压达标，是减缓疾病进展的关键。

高血压合并冠心病的临床特点

- 血压升高是冠心病发病的独立危险因素，其发病率和病死率均随血压升高而增加。
- 患者多数为老年人，心理较脆弱，情绪易波动，做好心理护理非常重要。
- 戒烟、控制血糖、血脂都会使患者明显受益。

日常调养方法之一：调整生活方式

慎起居	起床时清醒静卧半分钟，床上静坐半分钟，床旁静站半分钟后方可活动，以免发生猝倒；气温突变、刮风下雪时外出、逆冷风行走等寒冷刺激都会诱发心脏疾病，故平日尤其是冬季要注意防寒保暖
劳逸结合	要合理安排生活，保证休息和睡眠；注意劳逸结合，避免负重登楼、过度的体育活动、连续紧张的劳累等各种诱发因素
调整心态	激动、紧张、愤怒等激烈的情绪变化都有可能诱发心绞痛和急性心肌梗死，故患者应注意调控自己的情绪，减轻精神压力，保持心理平衡，避免情绪激动
防止便秘	用力排大便会加重心脏负担，增加心肌耗氧量，容易诱发心绞痛甚至心肌梗死。因此，保持大便通畅对冠心病患者尤为重要
控制体重	肥胖患者应减少进食量，并加强锻炼，以减轻体重，减少患病风险，以每周减重0.5千克左右为宜

续表

适当运动	根据病情和自身年龄选择简单易行、能长期坚持的运动项目，如散步、气功、打太极拳、玩健身球等。每周3次以上，每次30分钟，运动前后要进行10分钟的热身和整理运动。避免举重、拔河、短跑等需屏住呼吸的无氧运动及剧烈的竞技性运动。当出现胸闷、胸痛、呼吸困难、关节肿痛、心跳过速等症状时要立即停止运动
戒烟戒酒	烟酒都会刺激心脏和血管，使血压升高，加速动脉粥样硬化的形成，因此患者一定要戒烟酒，并远离二手烟

日常调养方法之二：调整饮食习惯

- 三餐有规律，控制进食量，避免过饱或暴饮暴食；进食不要过快，宜细嚼慢咽。
- 以清淡饮食为主，多吃新鲜蔬菜、水果，坚持低盐、低脂、低糖、低胆固醇饮食。
- 摄入适量的优质蛋白（每日每千克体重1.0克），保证充足的维生素和膳食纤维（每日20~35克），供给适量矿物质。
- 少食辛辣刺激性食物及过凉过热的食物，以减轻胃肠刺激。

有益血压、心脏的五星级健康食物

山楂、猕猴桃、菜花、青椒、苦瓜等富含维生素C的果蔬

大豆类及豆制品、牛奶或酸奶、禽蛋、海鱼、贝类、瘦肉等富含优质蛋白质的食物

瘦肉、谷物、花生、酵母等富含维生素PP的食物

糙米、标准粉、玉米、小米等高纤维且富含B族维生素的食物。

海藻类、菌类、绿叶类、虾等富含钾、钙、镁、碘的食物

燕麦、玉米、竹笋、梅干菜、芹菜、韭菜、苹果、柑橘等富含膳食纤维的食物

黑木耳、草莓、蘑菇、洋葱、大蒜、葡萄、大杏仁、山楂等有益心血管的食物

植物油、豆类、蔬菜等富含维生素E的食物

影响血压、心脏的五星级危险食物

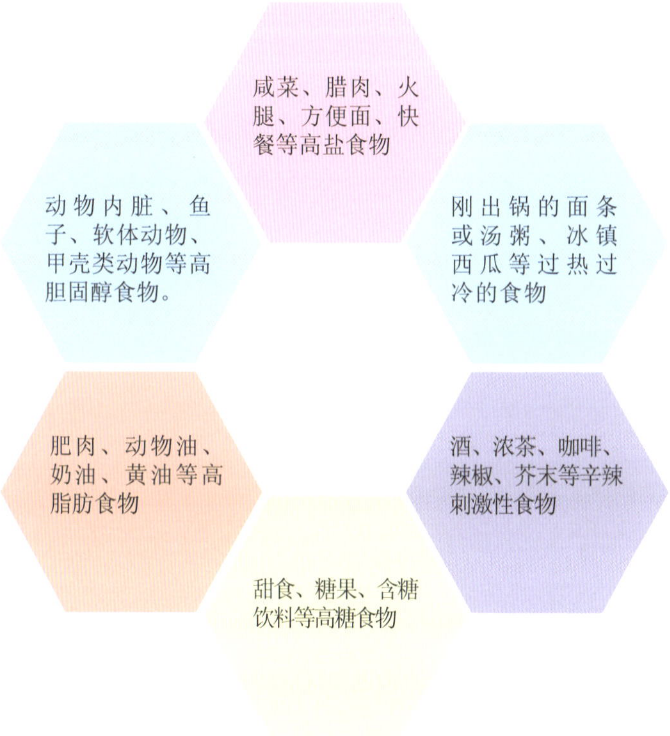

高血压合并冠心病患者一日三餐食谱推荐

早餐：玉米面粥1碗，花卷1个（面粉50克，黄豆粉30克），炝芹菜100克（芹菜100克，花生仁20克），煮鸡蛋1个。

加餐：苹果1个。

午餐：米饭100克，红烧鲢鱼100克，菊花炒肉丝100克（鲜菊花50克，猪瘦肉150克）。

晚餐：酸枣仁粥1碗（酸枣仁10克，大米50克），千层饼1块，香菇油菜100克（水发香菇30克，鲜油菜200克），凉拌豆腐50克。

睡前：牛奶250毫升。

日常茶饮：罗布麻五味子茶（罗布麻6克，五味子5克，冰糖适量，开水冲泡，代茶饮）。

高血压合并肾功能不全的中医调养法

肾功能不全是高血压常见的并发症之一，有急性和慢性之分。这是因为长期的血压增高会对肾脏的小动脉产生影响，引发肾硬化症，进而引起肾功能不全，因此高血压患者在控制血压的同时保养好肾脏才能达到预防和治疗的目的。

慢性肾功能不全的发展过程

第1期：肾功能储备代偿期	肾功能开始变差，但基本没有任何自觉症状
第2期：肾功能不全期	肾功能只有正常时的一半，排泄代谢废物时已有一定障碍，腿脚出现水肿，可能会出现尿频等症状。患者可通过饮食疗法和药物疗法进行控制
第3期：肾功能衰竭期	肾功能已损害相当严重肾脏开始萎缩，并出现贫血、易疲倦、食欲不振、注意力不集中等症状。腿脚痉挛和水肿更明显。患者应通过人工透析进行治疗
第4期：尿毒症期或肾功能不全终末期	肾功能极度衰竭，废物积聚在体内而无法排出，患者可能会患上尿毒症。身体的水肿更为严重，患者不得不以人工透析来维持生命

高血压合并肾功能不全的临床特点

- 早期无明显自觉症状，随着病程的发展，会出现夜尿增多、水肿、蛋白尿、血尿，甚至尿毒症。
- 急性肾功能不全发病时间短，肾功能迅速恶化；慢性肾功能不全可能持续数月至数十年，恶化速度较慢。

日常调养方法之一：调整生活方式

慎起居	注意劳逸结合，保证足够的休息和睡眠，避免过劳；随季节变化及时增减衣物，注意防寒保暖，避免受凉、受湿；防止感冒、咽炎或扁桃体炎，避免细菌感染
调整心态	避免萎靡不振、悲观、抑郁、紧张、激动等不良情志的刺激，积极进行心理调节，保持乐观、开朗的心态，以延缓疾病的进程，促进病情的好转
适度活动	第1、第2期患者可以进行一般的活动，如正常工作、学习、散步、快走等，但应避免中等强度以上的体力劳动或运动，在校学生应免修体育课。第3、第4期患者应卧床休息，限制活动，以利病情的缓解与稳定
防止便秘	保持大便通畅，有利于肾病的缓解和稳定
节制房事	适度减少性生活，以养息肾脏；在过性生活时要特别注意清洁卫生，以防感染后进一步加重肾脏损害；生育期女性患者要注意避孕
戒烟戒酒	烟酒均会加重病情，故应戒烟、戒酒

日常调养方法之二：调整饮食习惯

◆ 饮食宜清淡，选择高热量、优质低蛋白（每日不超过0.3克~0.4克/千克体重）、低磷、低脂饮食，并保证必需氨基酸、维生素、矿物质和微量元素的摄入。

◆ 根据尿量及血钾水平决定饮食中钾盐控制量，每日控制在1.5~3克，必要时应给予无盐饮食。

◆ 选择富含优质蛋白的动物类食物，植物蛋白质应减少到最低的程度，以减少非必需氨基酸的摄入。

◆ 鱼、肉、土豆等应先水煮弃汤后再烹调，以减少食物中的含磷量。

◆ 水肿的患者要根据尿量及水肿的程度来掌握水的摄入量，若水肿明显，除进食以外，水的摄入量宜控制在每天500~800毫升。尿路感染、尿路结石的患者应多喝水，勤排尿，一般要求每日饮水2400~3000毫升，使每日尿量保持在2000~2400毫升以上。

有益血压、肾功能的五星级健康食物

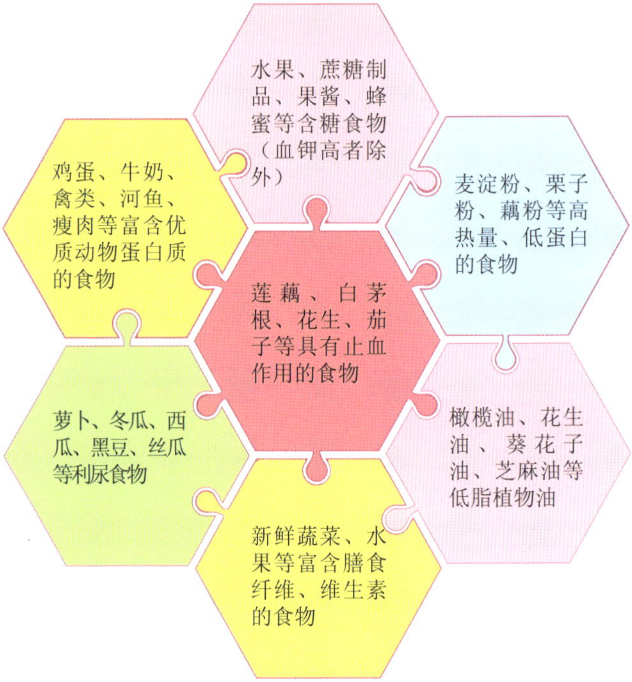

影响血压、肾功能的五星级危险食物

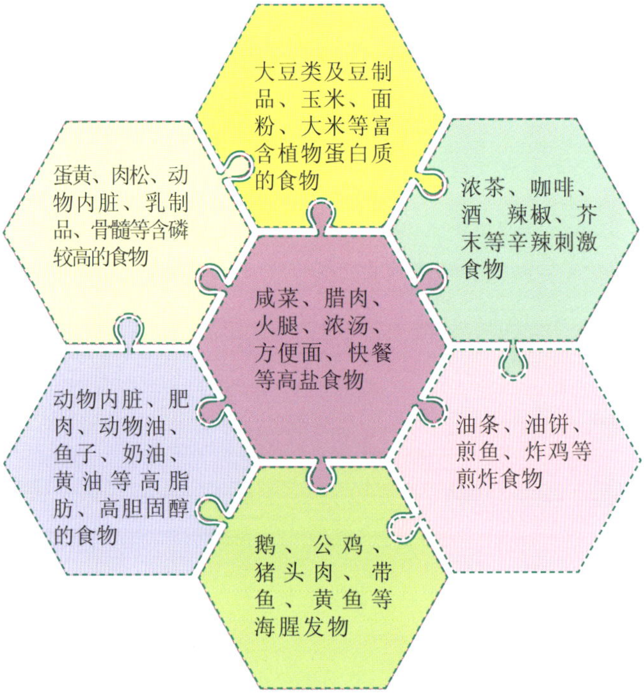

高血压合并肾功能不全患者一日三餐食谱推荐

早餐：冲藕粉1碗（藕粉50克，白糖适量），麦淀粉饼干数块，煮鸡蛋1个，拌菠菜100克。

加餐：苹果1个。

午餐：麦淀粉馒头1个，清蒸活甲鱼100克，素烧冬瓜150克。

晚餐：麦淀粉芹菜胡萝卜水饺150克（麦淀粉100克，芹菜、胡萝卜各150克），韭菜炒绿豆芽100克。

睡前：低脂牛奶250毫升。

日常茶饮：罗布麻山楂五味子茶（罗布麻6克，山楂、五味子各15克，冰糖适量，沸水冲泡，代茶饮）。

高血压并发脑卒中的中医调养法

脑卒中是高血压最常见的并发症，是由脑血管病变引起的，分为缺血性脑卒中和出血性脑卒中两大类。度过危险期后，脑卒中患者大多留有半身不遂、言语不利等后遗症，因此康复期锻炼和饮食营养治疗非常重要。

高血压合并脑卒中的临床特点

◆ 发病突然，以猝然昏倒，不省人事，伴发口角歪斜、语言不利而出现半身不遂为主要症状。

◆ 发病率、致残率、复发率、病死率高，并发症多。

◆ 病后6~12个月内是康复的最佳时机，半年以后由于已发生肌肉萎缩及关节挛缩，康复的困难较大。

日常调养方法之一：调整生活方式

监控血压	每日测1次血压，特别是在调整降压药物阶段，以保持血压稳定；血压波动大的患者，每日应测量血压2~3次，以监测24小时血压变化，防止脑卒中复发
劳逸结合	合理安排生活，养成规律的生活习惯，并注意劳逸结合，保证充足的休息和良好的睡眠，切忌过度烦劳、熬夜
防寒保暖	随天气变化及时添减衣服，半夜起床如厕、外出或气温骤降时要注意防寒保暖，避免寒冷天气刺激神经和血管，导致脑血管破裂出血
调整心态	保持心情舒畅，情绪稳定，切忌暴怒、暴喜、精神抑郁、紧张、焦虑等不良的精神刺激，少做或不做易引起情绪激动的事，如打牌、搓麻将、看体育比赛转播等，以防脑卒中复发
后遗症康复训练	肢体功能障碍者，可以利用家用的肢体运动康复仪来进行康复训练，从简单的屈伸开始，要求肢体活动充分，合理适度，避免造成肌肉、关节损伤，每天2～4次，每次5～30分钟；还可以用热水浸泡患侧肢体，促进血液循环。对语言不利的患者，要诱导和鼓励其说话，耐心纠正发音，从简到繁，反复练习，坚持不懈。口角歪斜者，要鼓励其多做眼、嘴、脸部运动，并经常进行局部按摩

续表

生活训练	注意开发健肢的潜能，如右侧偏瘫而平时又习惯使用右手的患者，要训练用左手做事的能力。衣服要宽松柔软，方便穿脱，还可以在患肢袖子上安装拉锁，以方便测量血压；穿衣时先穿瘫痪侧，后穿健侧；脱衣时先脱健侧，后脱患侧
适量活动	适当锻炼，参加力所能及的有氧代谢运动
定时排便	养成良好的二便卫生习惯，晚上睡觉之前和早晨起床之后，按时排便，并保持大便通畅
戒除烟酒	戒除烟酒嗜好，以稳定血压，防治脑卒中复发

日常调养方法之二：调整饮食习惯

- 脑卒中恢复期和后遗症期患者如无吞咽困难，饮食宜清淡、多样，营养丰富，易消化。
- 坚持低盐（每日控制在3~5 克）、低脂、低胆固醇、低糖饮食，可适当滋补。
- 饮食要注意色、香、味，进食有节制，避免过饱，忌用酒类。
- 多吃蔬菜、水果、薯类及粗粮，不宜长期吃过于精制的食物。

有益血压、脑卒中康复的五星级健康食物

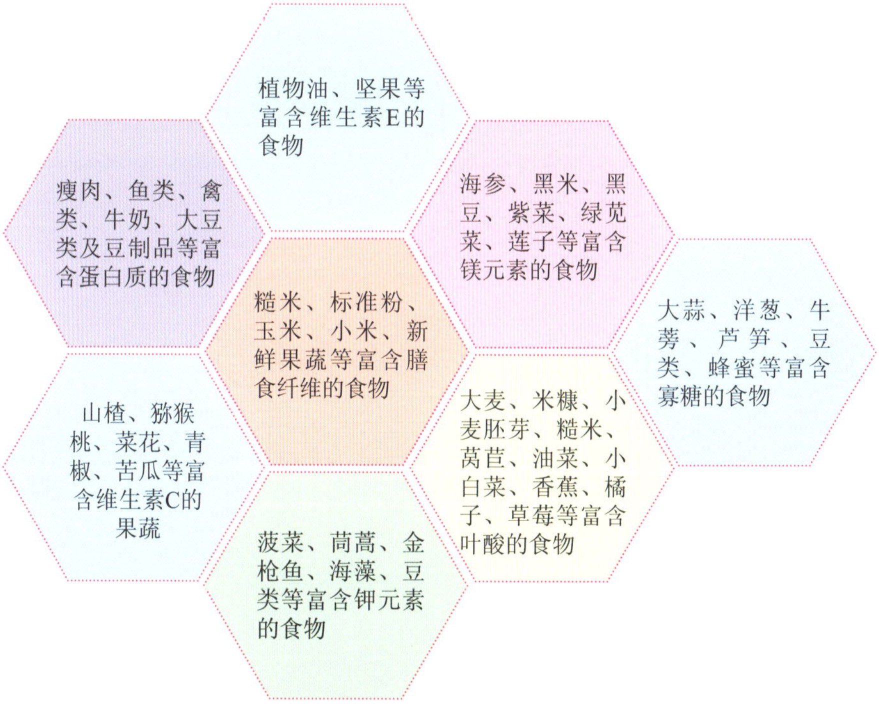

影响血压、脑卒中康复的五星级危险食物

动物内脏、动物油、肥肉、奶油、黄油等高脂肪食物

酒、咖啡、浓茶、辣椒、芥末等辛辣刺激性食物

咸鱼、腊肉、酱菜、方便面、快餐等高盐食物

动物内脏、蛋黄、鱼子、贝类等高胆固醇食物

油条、油饼、炸鸡、薯条、薯片、炸鱼、煎鸡蛋等煎炸食品

糖、甜食、含糖饮料等高糖食物

高血压合并脑卒中患者一日三餐食谱推荐

早餐：加味黄芪粥1小碗（黄芪20克，桃仁15克，地龙5克，大米100克），全麦馒头1个，凉拌芹菜100克。

加餐：时令水果200克。

午餐：二米饭75克（大米、小米各50克），土豆烧牛肉100克（土豆100克，牛肉200克），香菇油菜100克（水发香菇50克，新鲜油菜200克），紫菜鸡蛋汤（紫菜10克，鸡蛋1个）。

加餐：煮玉米1根。

晚餐：荞麦面条100克（荞麦面50克，小白菜100克），木耳豆腐100克（水发黑木耳30克，豆腐200克），决明子海带汤1碗（干海带30克，草决明15克，猪瘦肉100克）。

睡前：牛奶250毫升。

日常茶饮：钩藤茶（钩藤30克，水煎液，代茶饮）。